イヤ〜な「ダルさ」「疲れ」を3分で解消！

さかだちエクササイズ

SAKADACHI EXERCISE

ヨガ世界大会チャンピオン 三和由香利

監修 松浦整形外科院長 井上留美子

重力由来の「ダルさ」「疲れ」が…

たった3分の

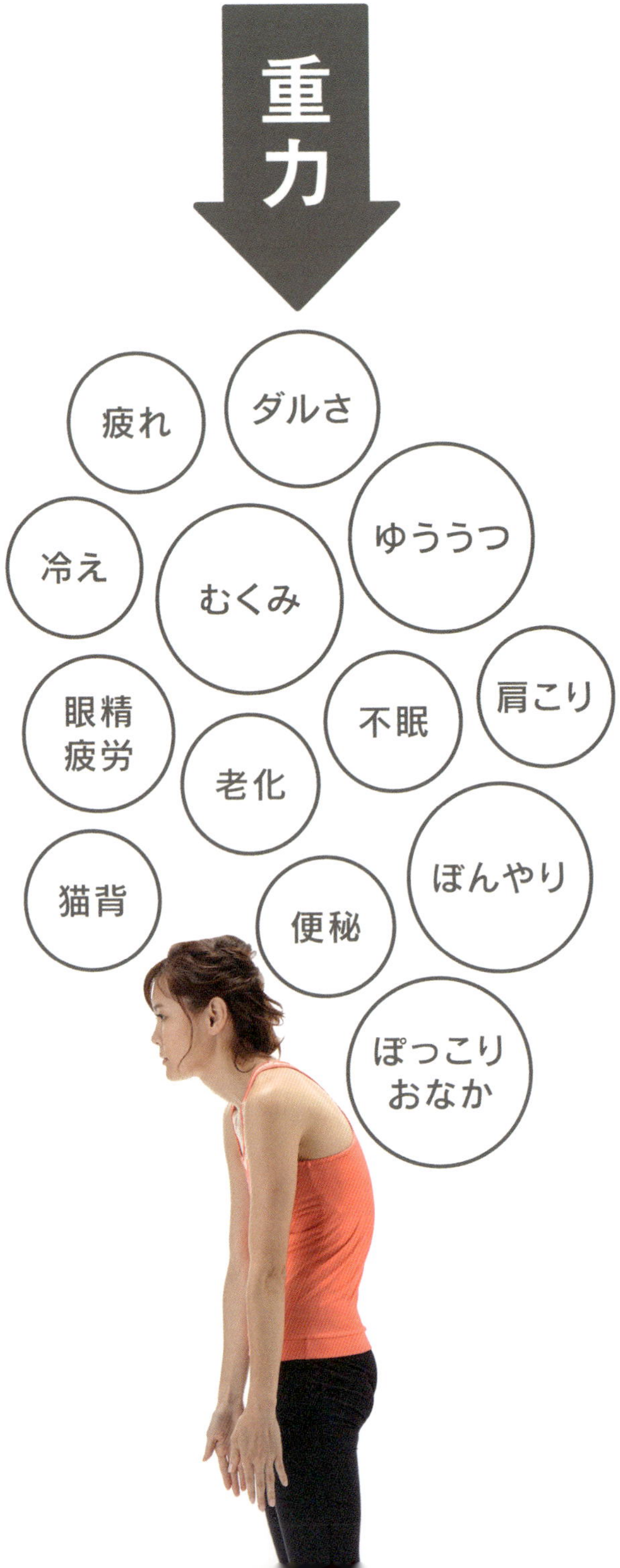

さかだちエクササイズで

スッキリ解消！

解放

軽い肩

元気

活力

若々しさ

快眠

ぽかぽか体

スッキリふくらはぎ

集中力

快便

シャキッとした姿勢

目パッチリ

シュッとしたお腹

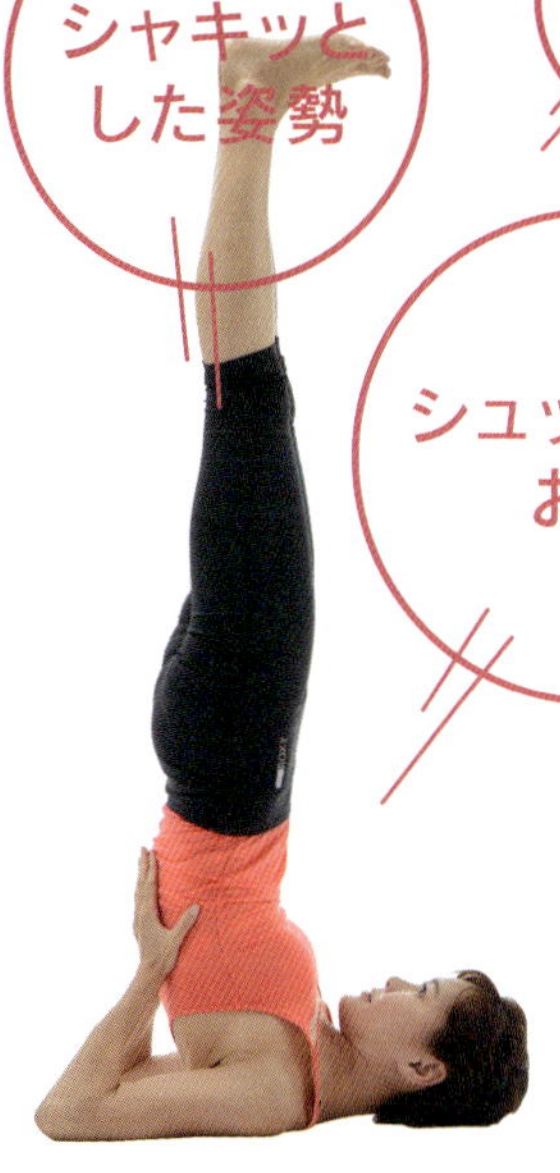

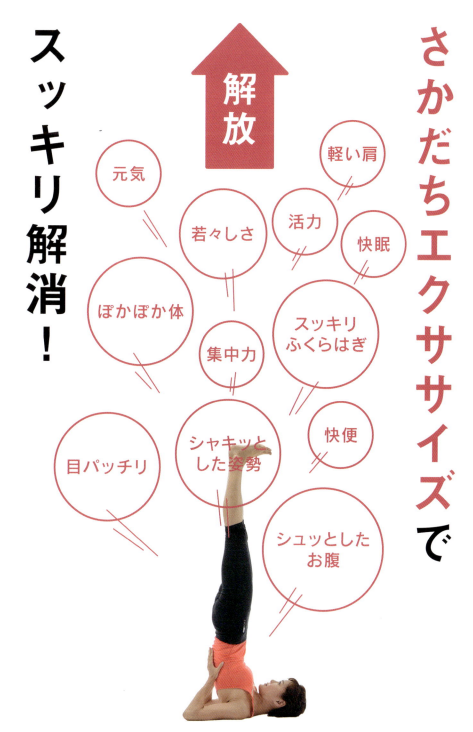

ヒントは世界一の健康法

ヨガの王様〝頭立ち〟

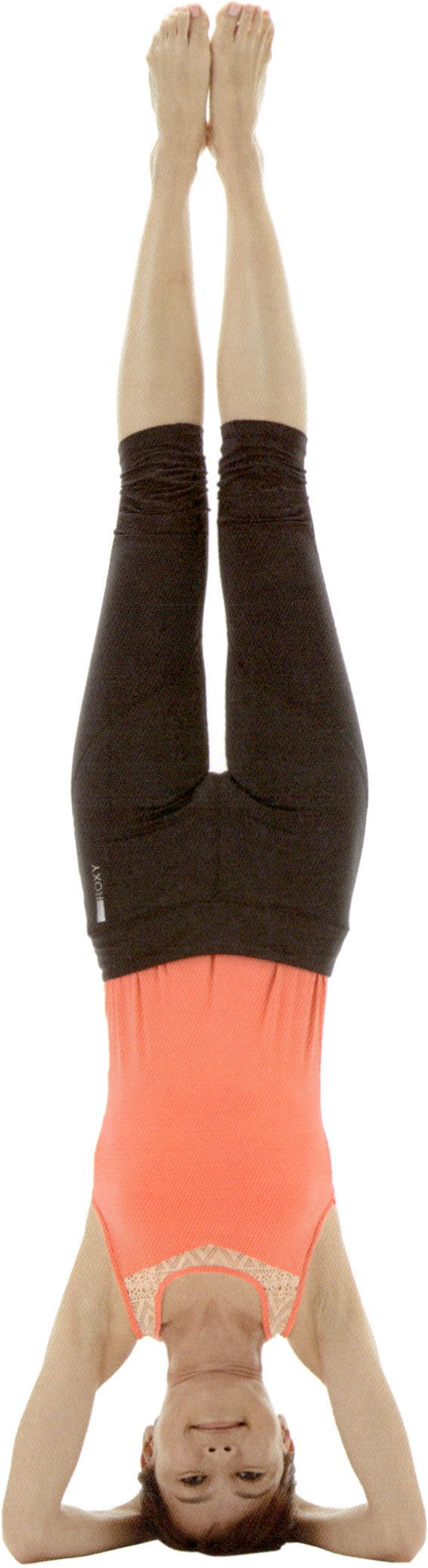

＼実際にはやりません／

＼たった３分／

これを分解、発展させたのが、

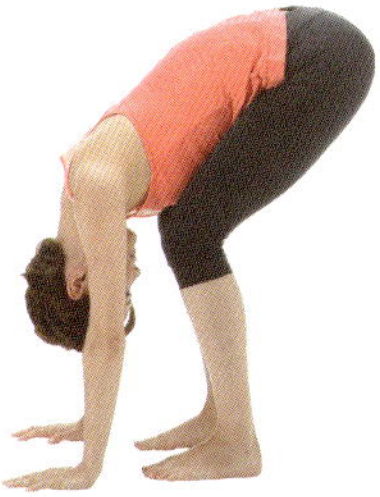

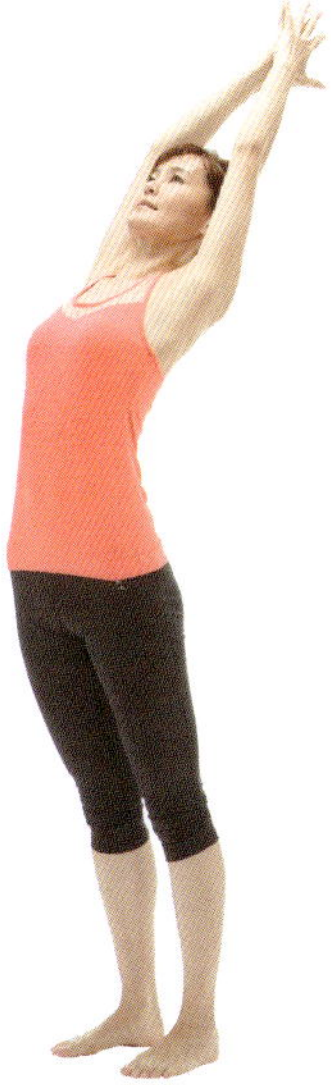

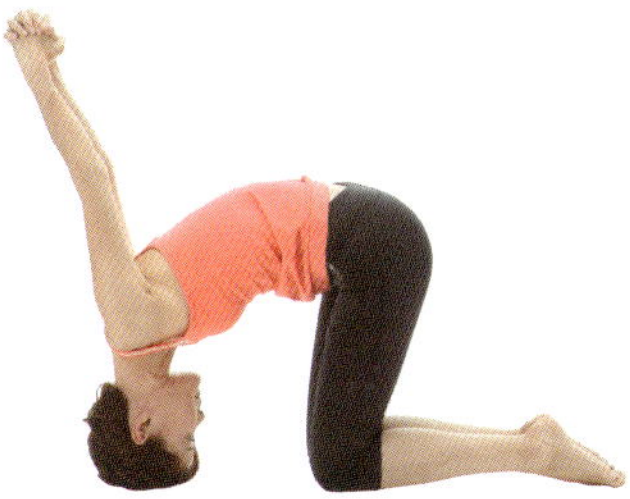

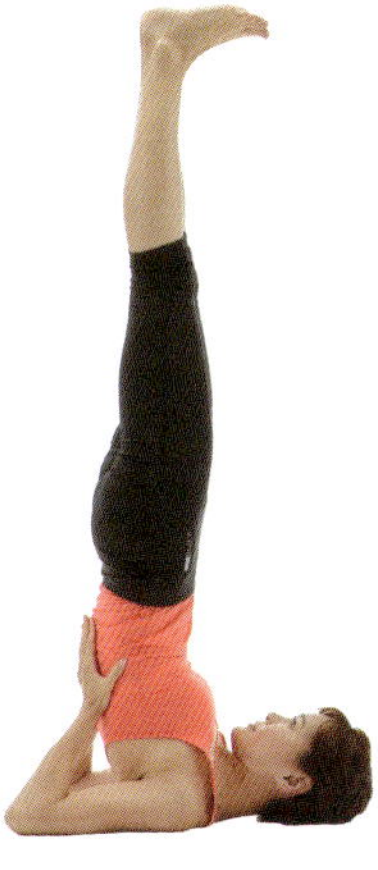

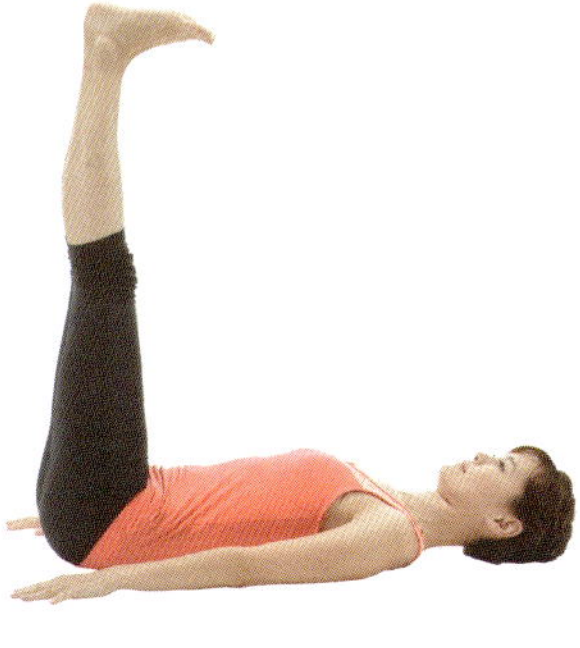

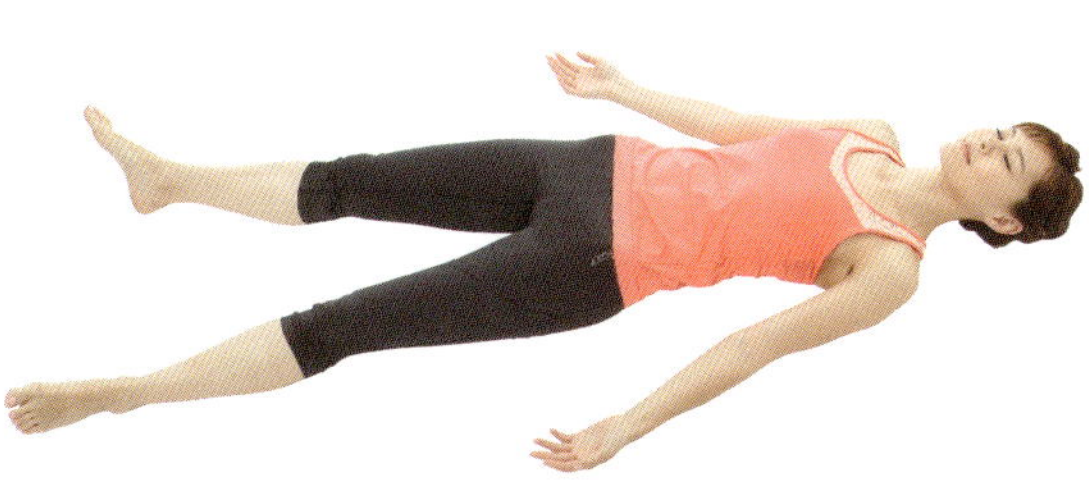

さかだちエクササイズです。

さかさになると、良いことたくさん。

下がりを
解消

血流
アップ

自律神経
の安定

姿勢
シャキッと

気分
スッキリ

穏やかな
呼吸

「ダルさ」「疲れ」がしっかり取れます。

さあ

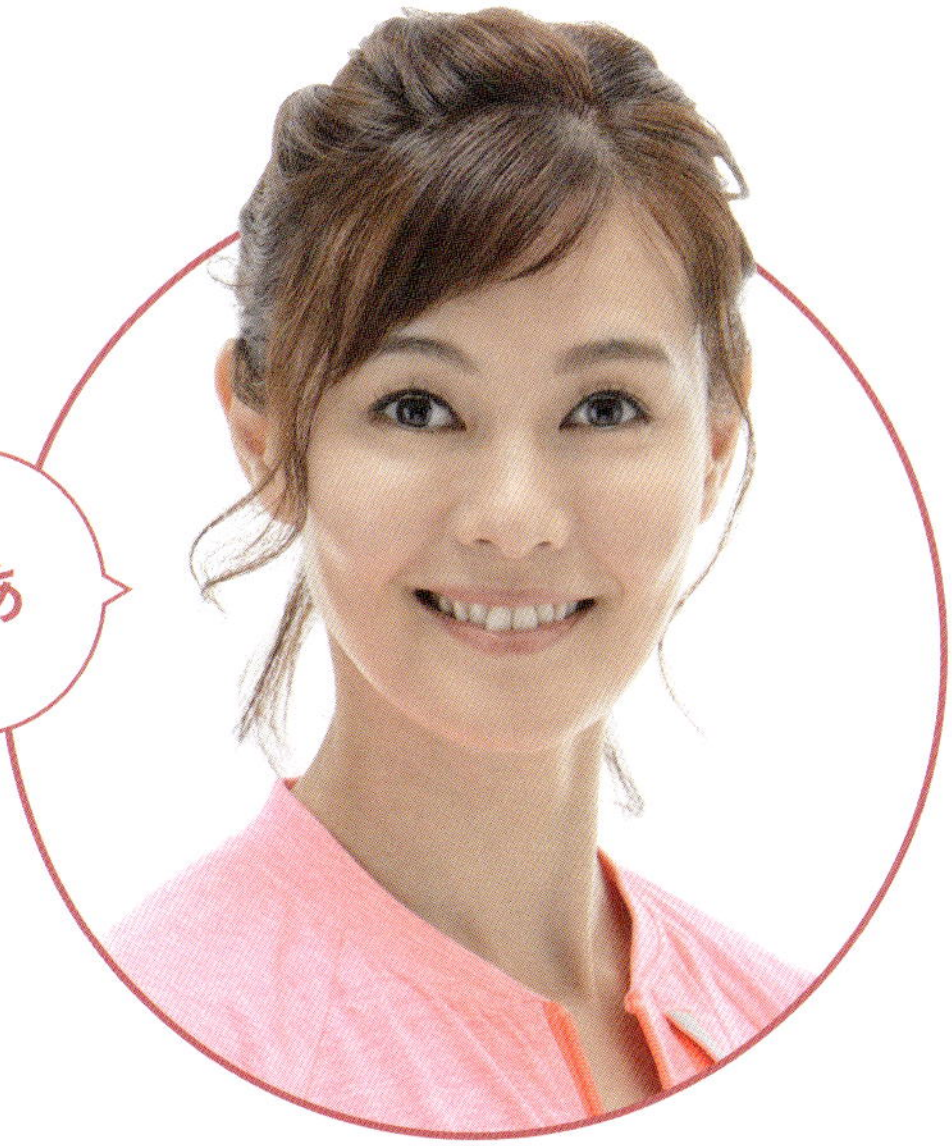

始めましょう！

Let's start!

Introduction

Changing World

さかさになれば、疲れが消える。世界が変わる！

「ダルさや疲れをとるには、どうしたらいいですか？」

日本各地や世界各国でヨガのイベントを行うたびに、「心も体もダルい」「年齢とともに疲れが取れなくなった」という悩みをお持ちの方にたくさん出会いました。私はヨガやピラティスを教えることで、皆さんの疲れを取ったり、予防できるようにと、日々最善を尽くしてきました。

しかし、「時間がない」「ヨガは難しそう」「体がかたいから無理」という理由で、そのダルさや疲れを抱えたまま悩んでいる方がたくさんいらっしゃるのも事実。そういう方が簡単にできて、これだけやればＯＫというエクササイズはないかと、考えていました。

そして、一つの発想にたどり着きました。

「さかさになりましょう！」

なぜダルさや疲れを感じるかといえば、私たちの体が日ごろから重力の影響を受けて、心や体が押しつぶされ気味だからです。姿勢が悪くなって、呼吸も苦しくなって、血液や水分も下にたまって、気分もどんよりと落ちてきて…。じゃあ、どうすればいいの？

単純に、さかさになってみましょう。下がってきたものを元へ戻すという発想の転換で、世界が変わります。

実はヨガでは、「さかだち」は重要なポーズの一つとされています。というのも、さかさになることで、自律神経や血圧が整うばかりか、重力によって縮んだ姿勢や呼吸をリセットし、下のほうにたまった血液や水分を循環させ、押し戻していく作用があるからです。

特に本書にも出てくる「頭立ち」のポーズは「心身を劇的に若返らせる」といわれるほどの効果があり、〝ヨガの王様〟と呼ばれています。

私自身も、子育てや家事をしながら仕事をしていると、寝不足が続くこともあります。イベントの移動や撮影、本の執筆などで、ずっと同じ体勢でいると、疲れがたまることもあります。

そんなとき、朝でも夜でもさかだちをして重力を逆転させていると、不思議なことに気持ちがスーッと落ち着き、スッキリするんです。おかげで、疲れを残さず、ベストコンディションで毎日を送っています。

「〝さかだち〟しなくても、〝さかさ〟にはなれるんです」

あなたは、〝さかだち〟ができますか？　多くの方が無理だと思っていらっしゃるかもしれませんね。

でも大丈夫。この本では、〝さかだち〟ができない人でも、たった3分で簡単にできるエクササイズのプログラムをお伝えしています。「頭立ち」のように、いっぺんにさかさにするのは無理でも、いくつかのエクササイズを組み合わせれば、「頭立ち」と同じくらいの効果が得られるのです。

一度行えばたまった疲れがリセットされるのはもちろん、継続的に行うと重力を味方につけられるようになり、疲れにくい体になっていきます。

ぜひ、「さかだちエクササイズ」を日常生活に無理なく楽しく取り入れてみてください。皆さんが心身ともに「ダルさ」「疲れ」から解放され、豊かな人生をエンジョイされることを願ってやみません。

SAKADACHI EXERCISE

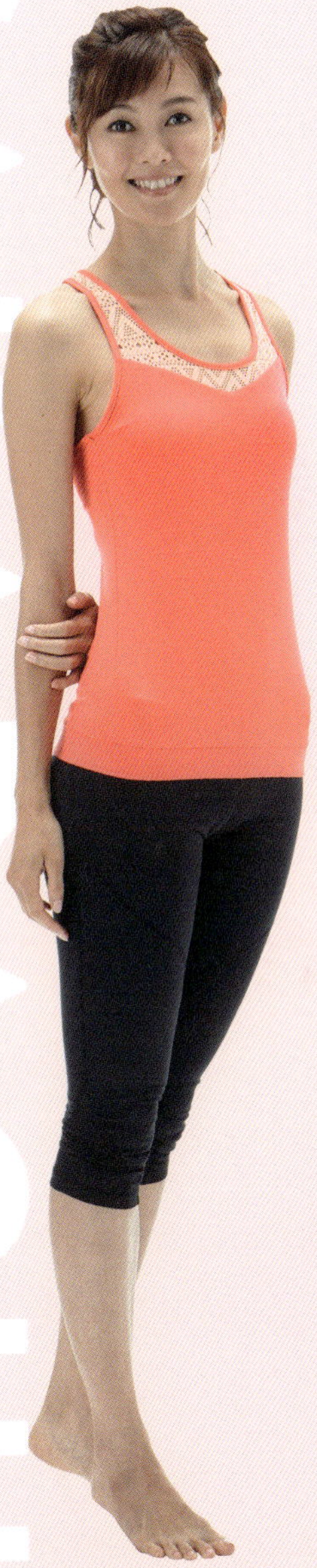

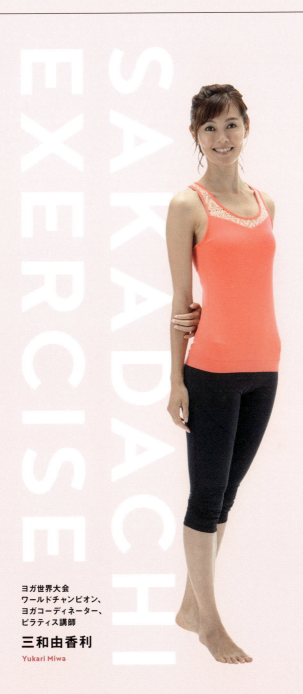

ヨガ世界大会
ワールドチャンピオン、
ヨガコーディネーター、
ピラティス講師

三和由香利

Yukari Miwa

監修のことば

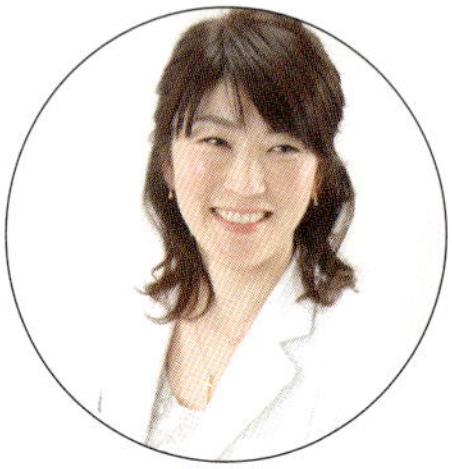

松浦整形外科院長
井上留美子
Rumiko Inoue

社会のＩＴ化や運動不足により、姿勢は悪くなり、疲れや不調を訴える人が増えてきています。

特に女性は、加齢や出産によって体幹が弱まり、内臓が下がったり、血行が悪くなりがちです。仕事をする女性がむくみやダルさに苦しんでいるという声も、日々の診療で聞こえてきます。

男性の中にも、メタボリックシンドロームや便秘などで代謝が落ち、体調不良を訴える方が多く見られます。

この本の提案する、さかさになるエクササイズで、重力や自律神経を味方につけられるようになれば、社会のストレスも楽しめてしまうかもしれません。

ベースになっているのは、ヨガの王様「頭立ち」。副交感神経を活性化させ、心身をリラックスさせる効果があるといわれています。しかし、あまり長く行うと負担が強くなりすぎるため、３分以上行うことには利点がありません。その点で、３分でできるこのエクササイズは、無理なく継続して行えるものだと思います。

そもそもヨガは、呼吸法で自律神経を整えつつ、体の関節をやわらかくし、体幹の筋力を鍛えるにはとても素晴らしい方法です。

しかし残念なことに、私の病院にはヨガでケガをされた方が結構いらっしゃいます。「さかだちエクササイズ」を、読者の皆さんに正しく安全に取り組んでいただきたい！　その思いから、監修を引き受けさせていただきました。

ヨガ世界大会チャンピオンの三和先生が考案されたこのエクササイズは、ヨガの中でも特に効果の高いポーズで構成されています。決して無理をせず、呼吸を止めず、ていねいに行ってください。

きっと、今までにない新しい体の感覚を実感していただけることでしょう。

CONTENTS

CONTENTS

Experience　Vol.1

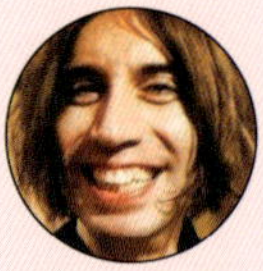

「さかだちエクササイズ」
喜びの声

ジョン・
タウンゼントさん（40才）

朝から体が軽くなり、嫌々布団から起き上がることがなくなった！

最近、仕事が非常に忙しく、寝不足だったり、やや不規則な生活が続いています。疲れやすい、ストレスがたまりやすい、という実感があっても、それが「重力」によるものだという発想はありませんでした。

さかだちは昔から苦手だったので、最初は自分にできるか不安でした。しかし、実際にやってみると意外と無理なく、気持ちよくできました。

まず実感したのは、疲れを翌日に持ち越さなくなったということです。元々は超夜型の人間で、毎朝は嫌々布団から起き上がる感じだったのですが、今では朝から体も軽く、晴れ晴れした前向きな心で一日を迎えられるようになりました。

実は最近、長年務めた会社を離れ、独立することを決断しました。40代からの独立というのは、色々な意味で体力とメンタルの強さが問われるところです。このエクササイズが、今後の人生と自分の成長のために重要な役割を果たしてくれそうだと感じています。

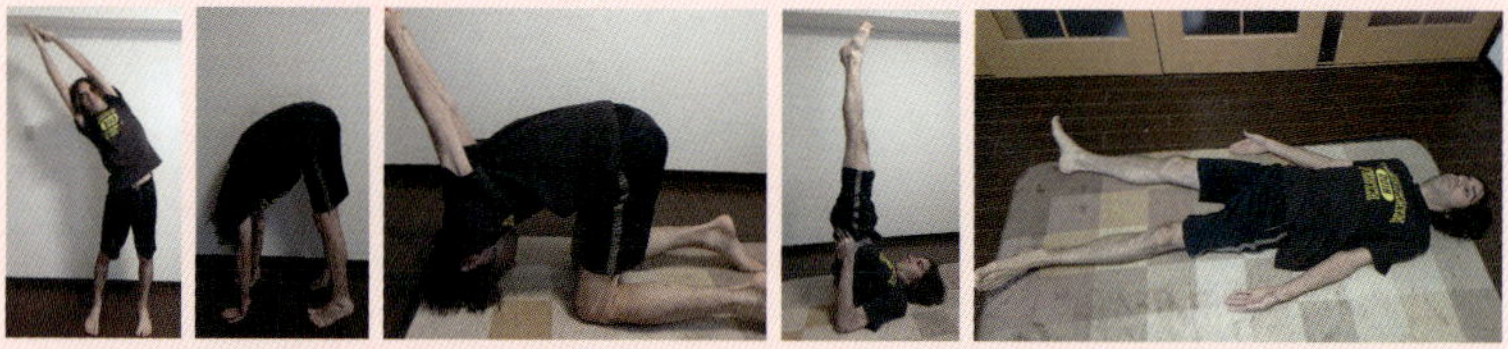

chapter.1 / 第1章

さかだち エクササイズの秘密

私たちが無意識のうち影響を受けている重力。
重力が心身に与えるネガティブな影響を理解したうえで、
それをたった3分で解消する
さかだちエクササイズの効果を解き明かします。

SAKADACHI EXERCISE

現代人を悩ませるストレス①

重力を敵に回してしまう“姿勢の崩れ”

疲れやすい、体がだるい、肩がこる、腰が痛いなどなど、私たち現代人のほとんどが、何かしら不調を抱えています。これらの不調に大きく関わるのが姿勢の崩れ、そしてそれに伴って受ける重力のストレスです。

地球上に暮らす生き物は、すべて重力を受けながら生活しています。二足歩行を行う人類にとって重力を味方につけることは非常に重要。なぜなら、小さな二つの足で、重い頭部や体を支えなければならないからです。

重力を支える土台となるのが骨盤、バランスをとる柱となるのが脊柱です。人間の脊柱は、本来Ｓ字に湾曲していて、重力の負担が腰やひざに集中しないようにできています。ところが、長時間のデスクワークや、スマートフォンの多用、筋力の低下などの影響で、現代人の姿勢は崩れがちに。Ｓ字湾曲が崩れると、本来の脊柱の機能が損なわれてしまいます。その結果、肩や腰、ひざに重力の負担がかかり、こりや痛みといった不調が起こってくるのです。

偏った状態で重力を支えることが続くと、筋肉のバランスが悪くなり、ますます姿勢が崩れていきます。猫背姿勢、首が前に出る「スマホ首」などはその代表。うつむき姿勢が多くなれば、胸が狭くなって呼吸が浅くなり、ダルい、頭が重いといった症状も起きやすくなるでしょう。

重力は、地球上で暮らす私たちにとってなくてはならないもの。でも、現代人の体は、重力を味方につける本来の機能が衰えていると思います。不調を予防するには、重力ストレスに負けない体をつくることが重要なのです。

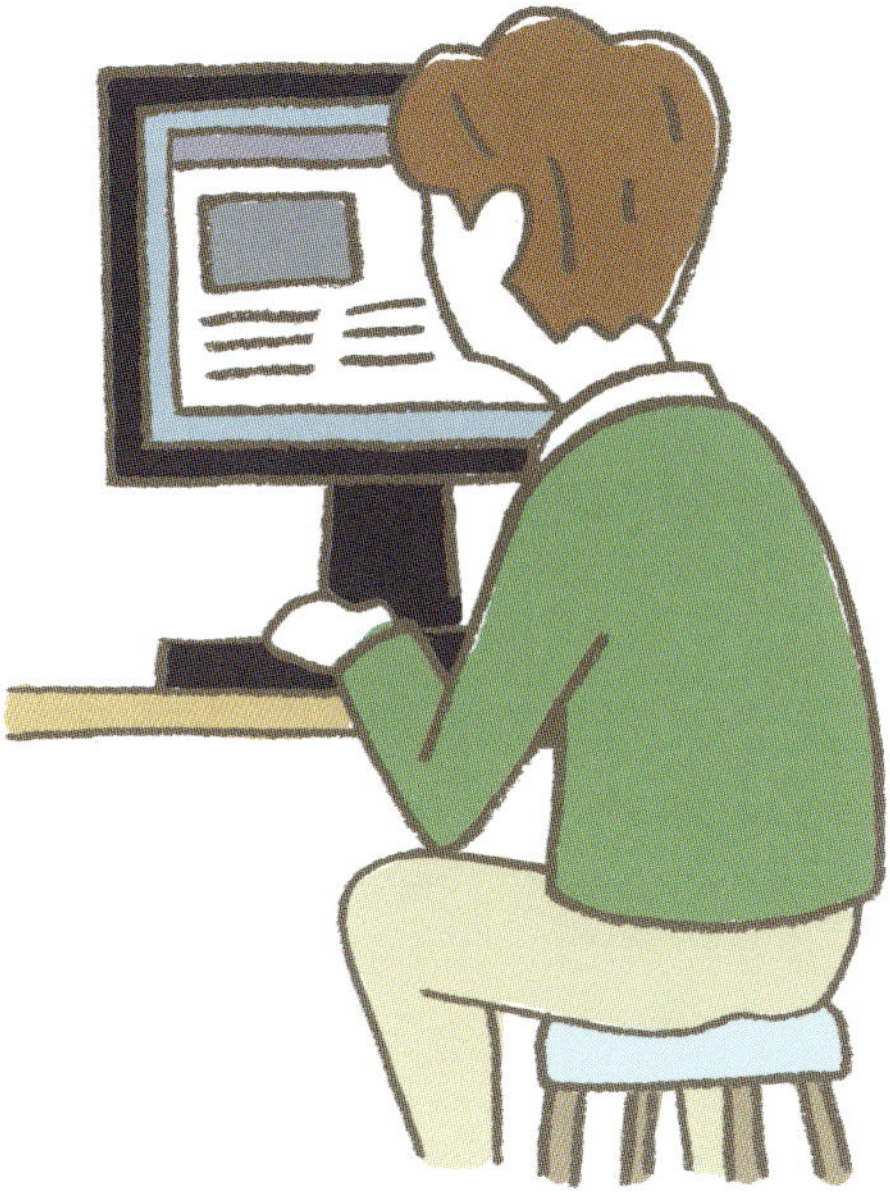

現代人を悩ませるストレス②

体の〝下がり不調〟は重力に負けた証拠

重力とは、地球上に存在する物体が地球に引き寄せられる力「引力」と、地球の遠心力が合わさったもの。この力によって、地球上のものに「重さ」が生まれ、上のものは下に落ちるという当たり前の現象が起こっています。

私たちが立ったり座ったり、歩いたりできるのも、実は重力があるおかげ。でも、重力のせいで、体に見えないストレスがかかっているのも事実です。その影響で起こるのが、体の内側で起こるさまざまな〝下がり不調〟です。

女性に多い下半身の冷えやむくみは、〝下がり不調〟の代表的な症状。まずは、そのメカニズムをご説明しましょう。

私たちの体には、血液やリンパ液が絶えず循環しています。心臓から送り出された血液は、心拍のポンプ作用によって末端まで届けられますが、末端の血液を心臓に戻すためのポンプはありません。

代わりにその役割を果たすのが筋肉。特にふくらはぎの筋肉は重要で、「第二の心臓」といわれます。座り作業が増えた現代人は、〝戻す機能〟が低下しがち。そのため、血液やリンパ液が重力に負けて下へ下へと滞り、むくみや冷えを招くのです。

内臓下垂も、現代女性に多い〝下がり不調〟といえます。お腹の中にある内臓は、腹膜や筋肉によって、本来あるべき場所に納まっていますが、体幹や骨盤底の筋肉が落ちると、内臓を保持する力が低下。重力に任せて内臓が下がってしまいます。下にある内臓には大きな負荷がかかり、血行不良や機能低下を招くことに。さらに下腹がぽっこり出てくるので、体形のお悩みも深刻になるでしょう。

重力による体の〝下がり不調〟は、健康面でも美容面でも悪い影響を及ぼします。若さと元気を維持するためには、一刻も早く解消することが不可欠です。

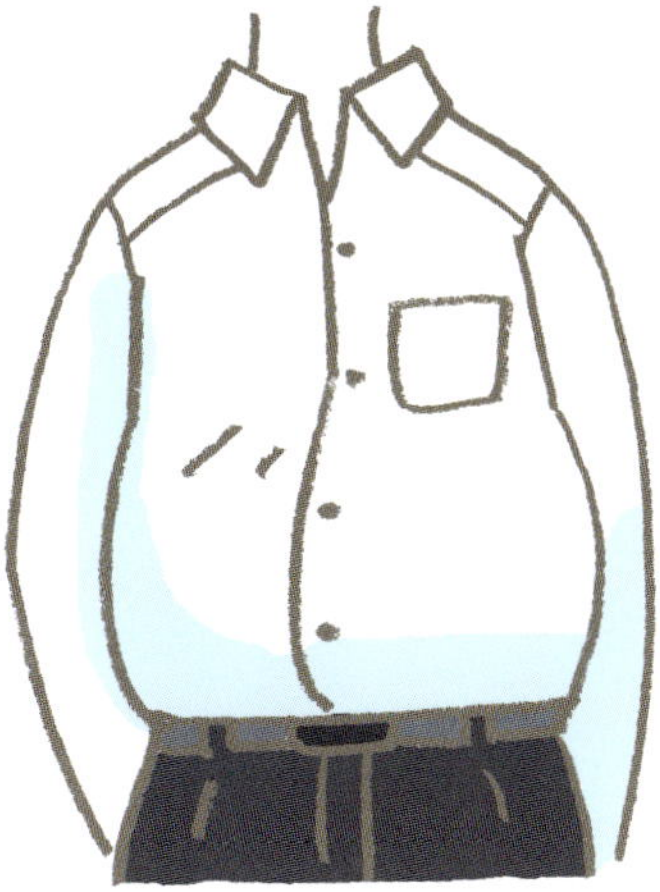

現代人を悩ませるストレス③

重力に押された胸部が〝心の過緊張〟を招く

さらに注目したいのが、現代人の心のストレスです。

社会生活を送る中で、時間に追われたり、思い悩んだり、焦ったりいらだったりすることはよくあります。問題はイライラやストレスが休みなくあらわれ、当たり前になってしまうこと。こうなると、心は〝過緊張〟状態に陥ってしまいます。

実は、〝心の過緊張〟にも、重力を味方にできない体の状態が少なからず関わっているのではないかと、私は考えています。そのカギを握るのが、自律神経の働きです。

血液循環、内臓の働きなど、私たちの体の機能は自律神経によってコントロールされています。自律神経には、活動時、緊張時に優位になる交感神経と、安静時やリラックス時に優位になる副交感神経があります。この二つが、お互いに強くなったり弱くなったりすることで、体も心もコンディションが保たれています。

心が〝過緊張〟のときは、交感神経が優位になっています。そんなときには、深い呼吸を行うのが効果的。休むことを「一息入れる」といいますが、何かに集中すると浅くなりがちな呼吸に「お休み」を入れて深い呼吸を行うと、自律神経は副交感神経優位に切り替わるのです。

ところが、ここで大きな問題が！　姿勢が崩れ、重力をうまくコントロールできない現代人の体は、胸郭がかたくなって動きにくくなり、深い呼吸ができなくなっているのです。これでは、副交感神経優位な状態への切り替えができず、〝心の過緊張〟を解くことが困難に。この状態が慢性化すれば、不安、不眠、動悸といったストレス症状がいつ起こっても不思議ではありません。

自律神経に働きかけ、心と体のバランスを整えることは、現代人が健康を維持するためのカギ。仕事の効率を上げるためにも、心と体のバランスをとるためにも、〝心の過緊張〟を上手にケアすることが大切です。

chapter.1

Gravity Reset

日常的な不調の真犯人は…

ストレス負の連鎖の根底にある〝重力〟だった!

筋力低下による〝姿勢の崩れ〟、血液やリンパ液の流れを停滞させる〝下がり不調〟、自律神経の失調に関わる〝心の過緊張〟。この3つは、すべてつながっています。

筋力が低下して姿勢が崩れれば、重力をうまく味方にできなくなり、その結果、重力に負けて血液や内臓が下垂する〝下がり不調〟が起こります。内臓が下垂すれば、下のほうにある内臓が圧迫され、うっ血を起こして血行不良が進むことに。さらに、悪い姿勢によって呼吸が浅くなれば自律神経がバランスを崩し、〝心の過緊張〟が続くことに。まさに、負の連鎖にはまっていくことになります。

この連鎖を断ち切るためにはどうすればいいのか。注目したいのが、私たちの体に無意識のうちにストレスを与えている重力の存在です。

猫背やスマホ首などの姿勢の崩れも、筋力の低下で血液や内臓が下へ下へと下がってしまうのも、常に同じ方向に重力がかかっているから。それなら、ほんの短い時間でも、ふだん受けている重力のベクトルを切り替え、体と心を重力ストレスから解放してあげればよいのです。

不調やトラブルの根本にある重力に目を向け、アプローチすれば、これまで解決できなかった負のループからの出口が見つかります。そして、心身が楽になり、不調が軽くなり、気持ちまでもが上向きになります。

そんな夢のような効果を実現するために生まれたのが、「さかだちエクササイズ」なのです。

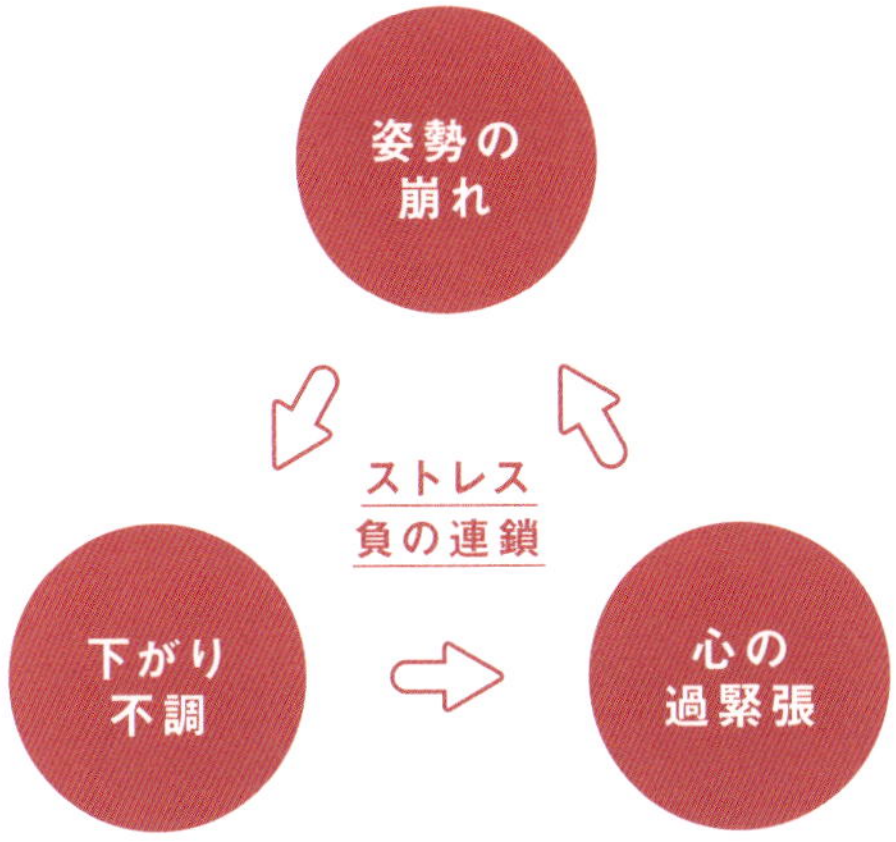

chapter.1

Gravity Reset

不調の原因を根元から絶つ！
さかさになって
重力をスッキリリセット

目の前の景色も
体の感覚も、ガラッと
変わります。

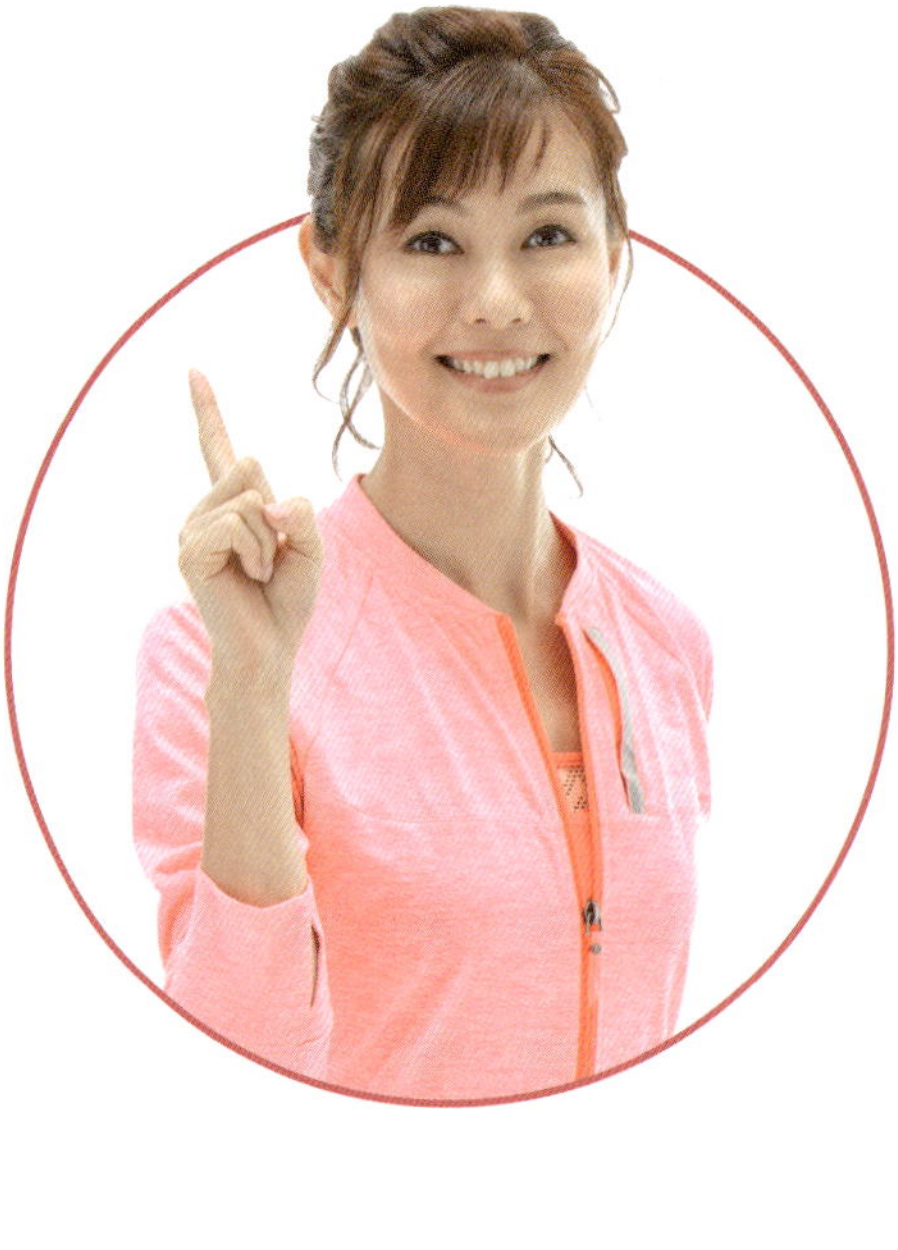

重力にアプローチするにはどうすればいいか。私が提案したいのが、「体をさかさにすること」です。

最初に述べたとおり、ヨガの世界には〝王様のポーズ〟といわれる「頭立ちのポーズ」があります。このポーズを行うと、体にかかる重力の方向も逆転！　これによって、日常生活ではなかなか解消できないさまざまな不調の原因をリセットすることができます。

さらに、「さかさになること」で、当然ながら目の前の世界は逆転！　見慣れた景色が１８０度変わることで、日常生活の中でとらわれがちな常識から頭が切り替わり、凝り固まった固定観念から離れて、短い時間でも頭がすっきりします。

そこで、「さかさになること」が体と心にどのような良い影響を与えるのか、もう少し詳しく見ていきたいと思います。

chapter.1

Gravity Reset

さかさになって、ふだん使わない筋肉・神経を刺激！

〝姿勢の崩れ〟をリセットして美姿勢に

二足歩行の人類の体は、ただ立っているだけでも姿勢を維持するためにさまざまな筋肉を使っています。でも、猫背、反り腰、スマホ首など、姿勢の崩れている人は、筋肉の使われ方がアンバランスになりがち。あまり使われない筋肉と、頑張りすぎている筋肉があるため、それが、さらなる姿勢の崩れを招き、こりや痛みといったお悩みを引き起こしています。

体とは不思議なもので、いつも使っている筋肉や神経はすぐに働きやすく、眠っている筋肉や神経にはなかなかスイッチが入りません。

そこで注目したいのが、重力を逆転させる「さかさ」の動作です。この非日常的な動作を行うと、ふだん使われていない眠れる筋肉や神経にスイッチが入ります。これは特に、姿勢の改善に効果的。なぜなら、姿勢を保持するために働く筋肉は、体幹の深い所にあり、筋トレではなかなか鍛えられないからです。

さかさになった状態をまっすぐ保持することで、直立時に使われなかった深層部の筋肉が使われます。筋肉がバランスよく使われることにより、直立時にも眠れる筋肉にスイッチが入りやすくなります。猫背や反り腰といった姿勢のクセが、自然と解消されることもあるのです。

実際にやってみると、さかさの状態で体の軸を保つのは意外に大変なことがわかります。ふだんとは１８０度違った重力のかかり方をするので、体幹がふらふらしたり、まっすぐにコントロールできなかったり…。

でも、何度か行っているうちに、日ごろ使っていなかった筋肉を上手に使って、バランスを保てるようになっていきます。これを習慣にすれば、姿勢が美しく整い、肩こりや腰痛といった不調ともサヨナラできるかもしれません。

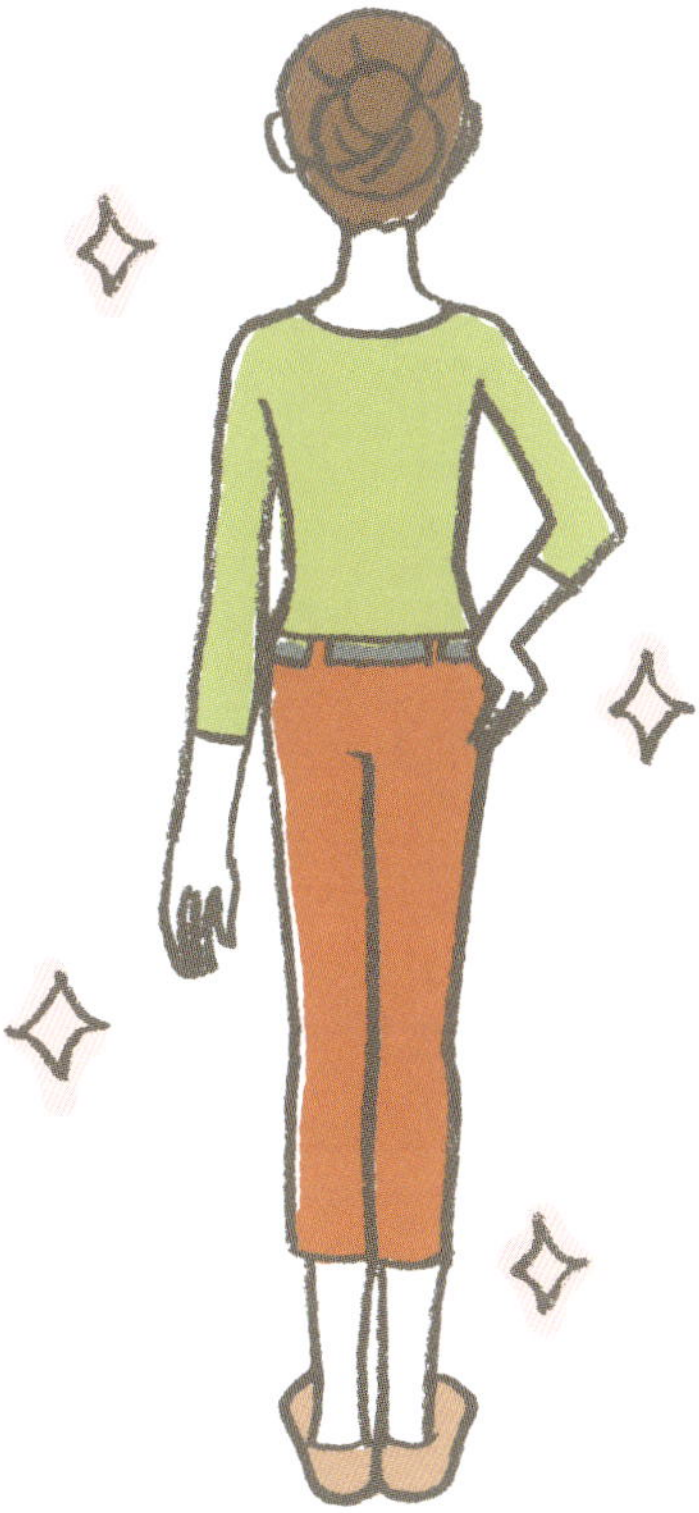

さかさになって、血流や内臓を最適化！

〝下がり不調〟をリセットして上がる体に

血液、リンパ液、内臓が下がることから起こる〝下がり不調〟。その原因は、重力に逆らって流れを戻したり、臓器の位置を安定させたりする筋力の低下です。〝下がり不調〟を治すには、筋力を強化し、重力を味方にできる体をつくることが重要。でも、それには地道な努力が必要で、一朝一夕に結果が出るものではありません。そこで、ぜひ行ってほしいのが、体をさかさにすること。重力を逆転させることは、「下がる」「落ちる」からくる不調の予防になります。

デスクワークなどで座りっぱなしの時間が長くなると、血流やリンパ液が滞り、下半身の末端にたまってしまいます。体をさかさにして末端を上にすれば、重力の力によって血液やリンパ液の流れが戻って循環改善の助けに。一日の終わりに行えば、血液やリンパ液の停滞によるむくみや冷えの予防につながるでしょう。筋力低下によって下へ下へと下がった内臓も、体をさかさにすれば引き上がり、本来あるべき場所に向けることができます。

〝下がり不調〟を根本解決する筋力強化には時間がかかりますが、体をさかさにし、重力を逆転させるのは簡単。滞った血液やリンパ液の流れを助けることで、老廃物の排泄もされやすくなり、疲れの解消にもつながるでしょう。毎日、繰り返し行う習慣をつければ、体の状態が徐々に上向きになってくるのを実感できます。

ただし、体をさかさにする動作は血圧を変動させる運動です。慣れない方や血圧の高い方は無理せず医師に相談し、ゆっくり丁寧に行ってください。注意点についてはP54～55をご覧ください。

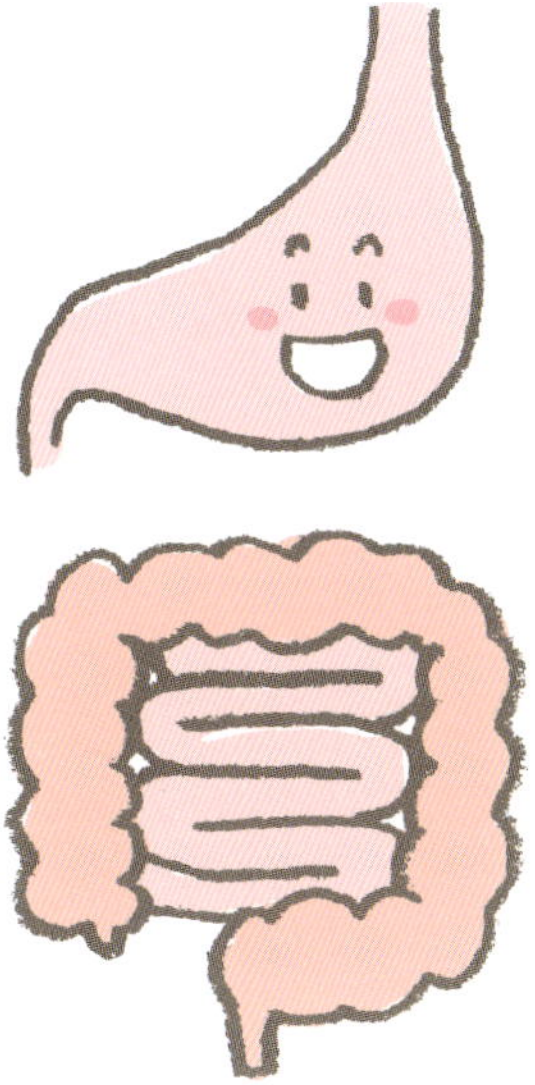

さかさになって、心と体を解放！

自律神経をリセットしてリラックスモードに

さかさになる動作は、自律神経のリセットにもなります。その秘密は、立つ⇓さかさ⇓リラックス、という一連の流れにあります。

運動しているときに優位になるのは交感神経。立位の状態から体勢をさかさにするときには、この交感神経が働きます。

重力の向きが逆転していますから、脳内には新鮮な血液が送り込まれやすい状態に。この状態で得られるリラックス感は、〝ヨガの王様〟である「頭立ちのポーズ」に似た感覚といえるでしょう。

さかさの状態を楽にキープできる人は、日常生活とは逆転した世界に身を置くことで、ふだんは味わえない無重力感覚を味わえます。なぜなら、目の前の世界はふだんと180度逆の世界。体だけでなく、心も重力から解放されることで、ぐっすり眠った後のようなスッキリ感が味わえます。

さかさの状態をキープできない人にも、深いリラックス感が得られます。それは、さかさの状態から元に戻ったときに体験する感覚。床に横になり、全身の力を抜いて重力に身を委ねると、交感神経優位の状態が一気に副交感神経優位の状態に切り替わるのです。これは、緊張状態の切り替えに非常に有効。仕事で疲れた夜や、ストレスを感じるときに行えば、短時間でも頭はスッキリ！　集中力アップや安眠効果も期待できるでしょう。目覚めてもダルい朝にもおすすめです。

いかがですか？　体をさかさにすることのメリットは実にたくさんあり、現代人の不調を取り除くのに有効であることがおわかりいただけたと思います。

それでは、「さかだちエクササイズ」の実践に移っていきましょう。

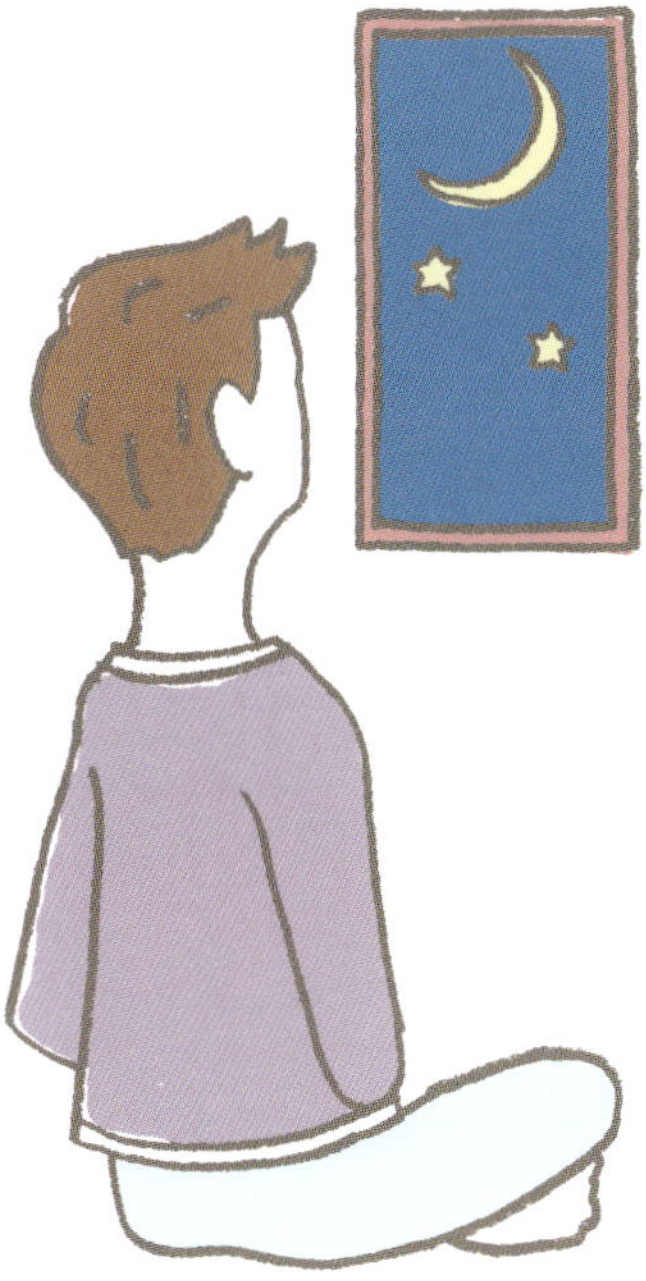

たった3分、体をさかさにしてスッキリ！

「ダルさ」「疲れ」をリセットできるさかだちエクササイズ

体をさかさにすることで、重力と関係する不調の原因を断ち切ることができる！そこまではわかったけれど、「だからといって、さかだちするのは無理！」。そう思っている方がほとんどだと思います。

ヨガをやっている人にとっても、「頭立ちのポーズ」をマスターするのは難しいもの。当然、いきなりさかだちをするには、かなり高いハードルがあります。でも、ご安心ください。さかだちができなくても、体をさかさにして重力を逆転させることはできます。そのために編み出したのが、「さかだちエクササイズ」です。

ポイントは、体をいくつかのパーツに分け、パーツごとに「さかさ」にしていくこと。日常生活でかたくなった部分をほぐしながら行うので、運動不足の人も、体を動かすのが苦手な人も、無理なく安全に行えます。

エクササイズは、全部でたった3分。短時間でできるので、すきま時間にいつでも行うことができ、習慣にしやすいのが魅力です。
さあ、あなたも今日から、重力を解放！　ダルさ、疲れのない体をつくっていきましょう。

さかだちエクササイズのポイント

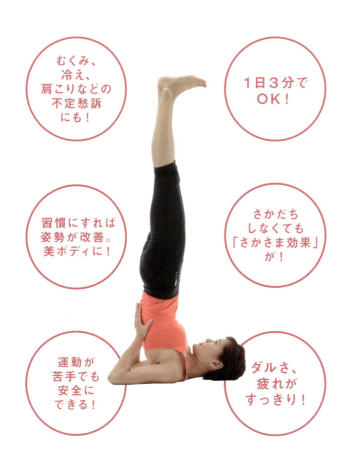

むくみ、
冷え、
肩こりなどの
不定愁訴
にも！

1日３分で
ＯＫ！

習慣にすれば
姿勢が改善。
美ボディに！

さかだち
しなくても
「さかさま効果」
が！

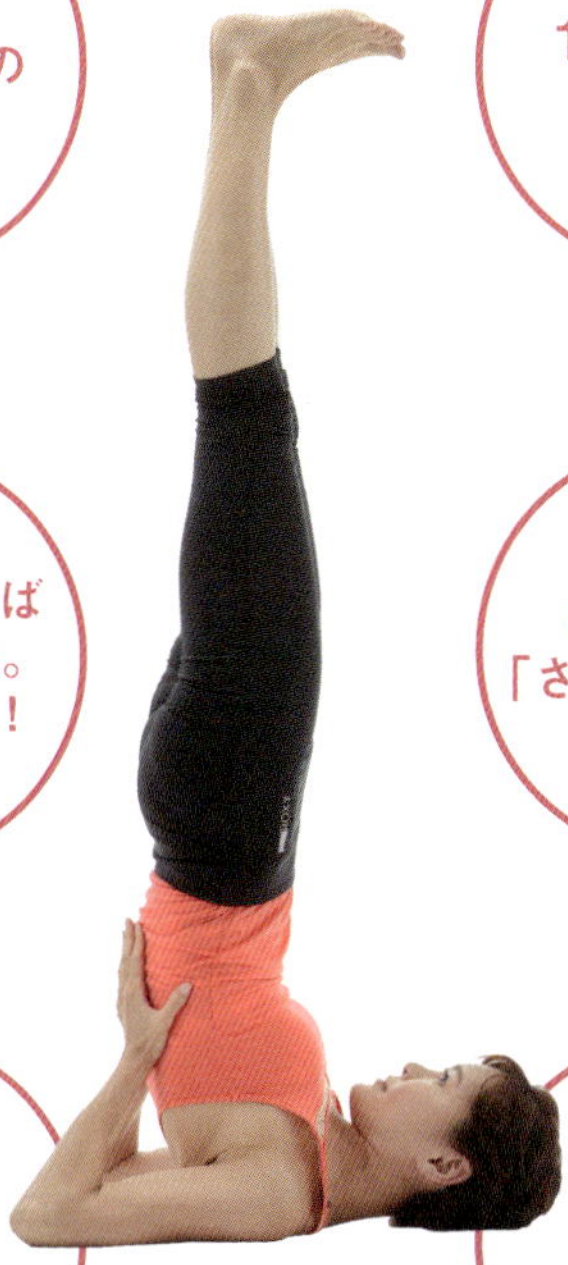

運動が
苦手でも
安全に
できる！

ダルさ、
疲れが
すっきり！

chapter.1

Gravity Reset

ササっと予習！
さかだちエクササイズの流れ

さかだちエクササイズのメニュー

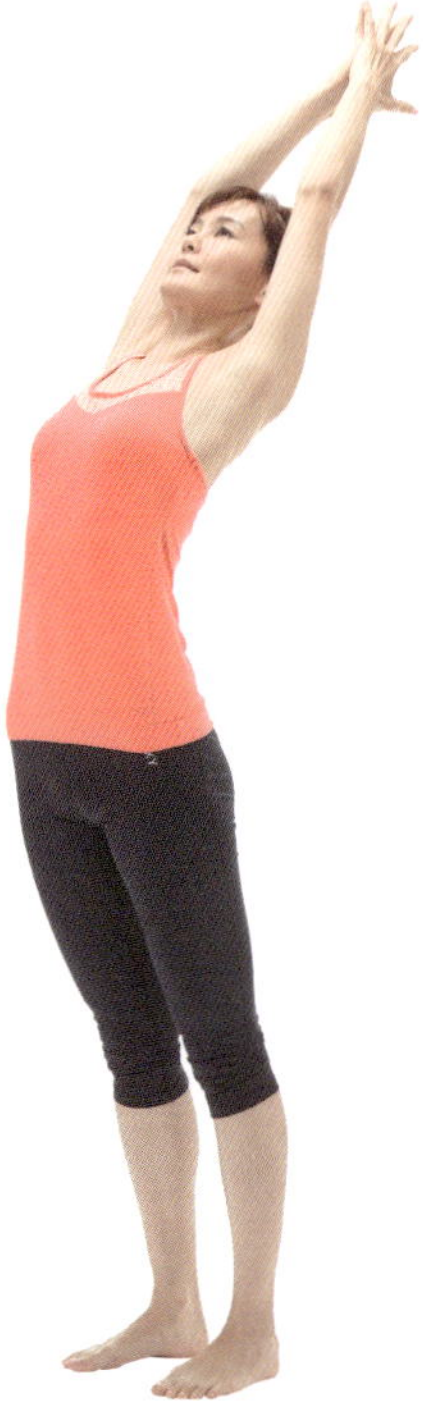

1

背骨をほぐす

背骨の緊張をゆるめ、
やわらかくほぐす
ストレッチ

➡ P58～59

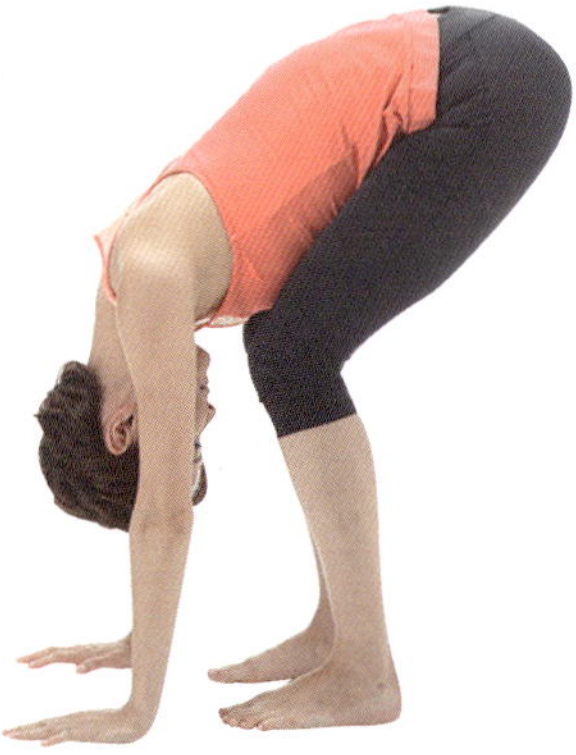

2

上半身下げ

股関節から上体を
前屈させ上半身の
重力を逆転

➡ P60～63

3

頭下げ

正座の姿勢から頭を下げて、
首から頭の重力を逆転

➡ P64～65

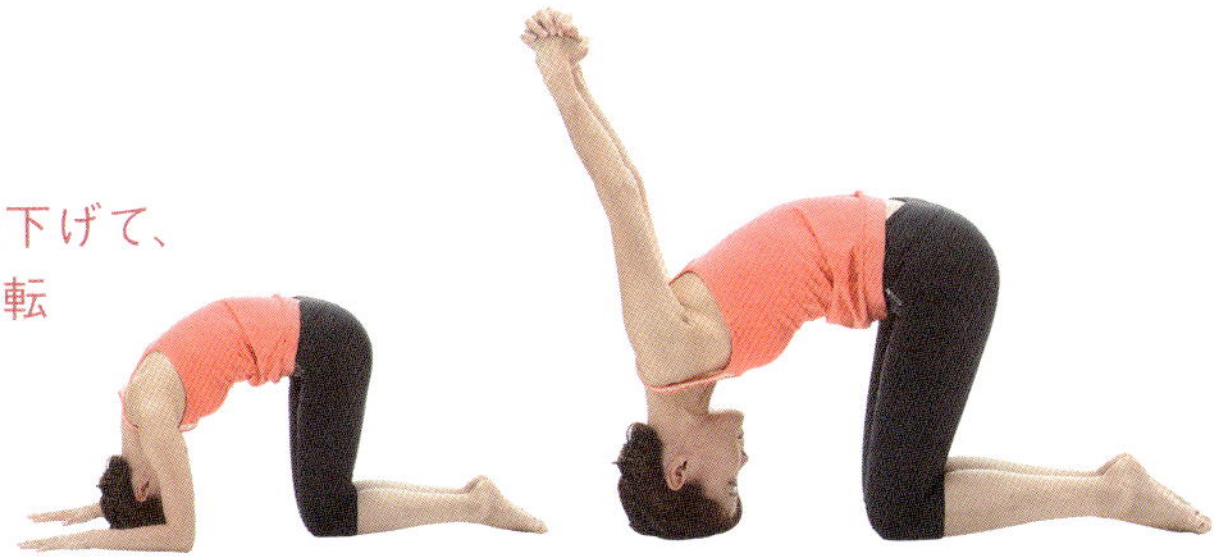

4

下半身上げ

あお向けの状態で
足を上げ股関節から
下の重力を逆転
できる人は「肩立ち」にも挑戦！

➡ P66～69

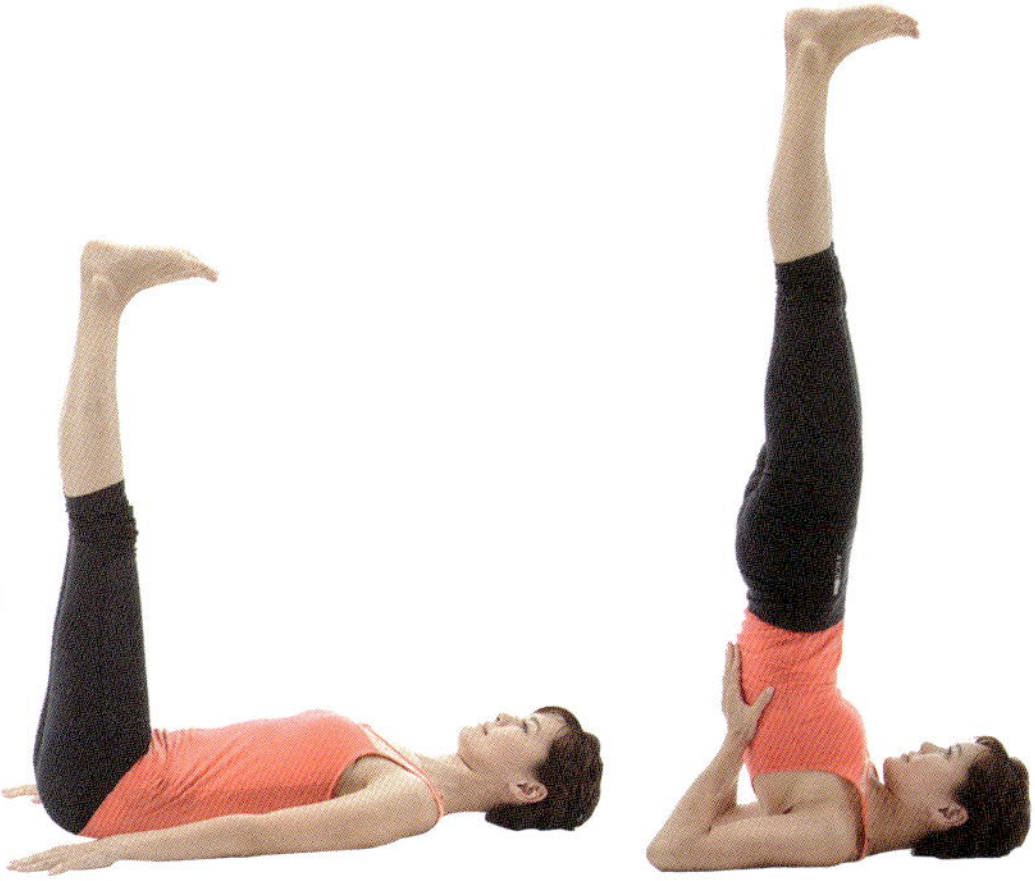

5

リラックス

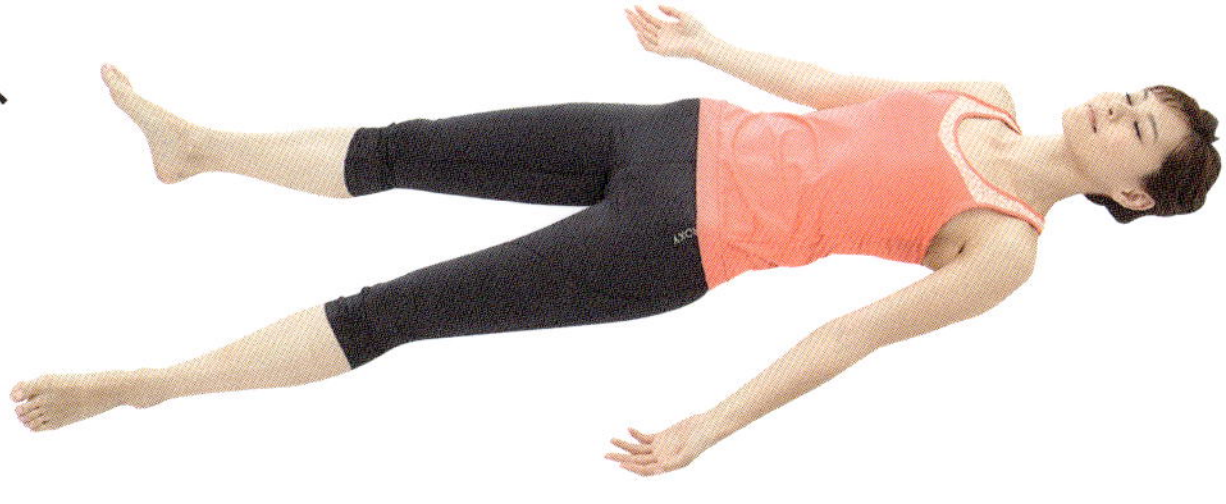

最後にあお向けで
深い呼吸をし、
重力に身を委ねて
リラックス感を
味わいます

➡ P70～71

こんな効果も①

筋肉や関節の緊張を解消 体が軽く伸びやかに

「さかだちエクササイズ」には、重力を逆転させる以外に、プラスアルファの効果があります。その一つ目が、関節や筋肉の緊張を解消するストレッチ効果です。

メニューの最初には、ふだん下がっていることが多い両手を上げて、背骨を左右に伸ばす「側屈」と、後ろに伸ばす「後屈」を行います。エクササイズの「準備」の目的で行うこの運動には、重力の影響で縮こまった脊柱の骨を一つずつ引き離し、肩甲骨周りをやわらかくする効果があります。

続けて、「上半身下げ」を行うと、かたくなって詰まりがちなふくらはぎ、ひざ裏、太ももの裏が気持ちよくほぐれ、「頭下げ」を行うと、日常生活で負担がかかっている肩から首が伸ばされ、頭が軽くなります。

同様に、「下半身上げ」には足全体をゆるませてほぐし、足首周りをストレッチする効果が。その完成形である「肩立ち」には肩甲骨周りをストレッチする効果があります。すべてのメニューを通して行うことによって、かたくなりやすい部分を一つ一つほぐすことができるのです。

そして最後に、あお向けになって大きく伸びをする！　重力を床へと解放し、体のすみずみまで伸ばすと、最高のリラックス感がもたらされます。縮んだ体が広がって、「身長が5㎝も伸びた」という方もけっこういるんですよ。

肩こりや腰痛の予防にもなるストレッチですが、全身をまんべんなく行うのは意外と難しいもの。それが、たった3分でできるのは、大きな魅力です。

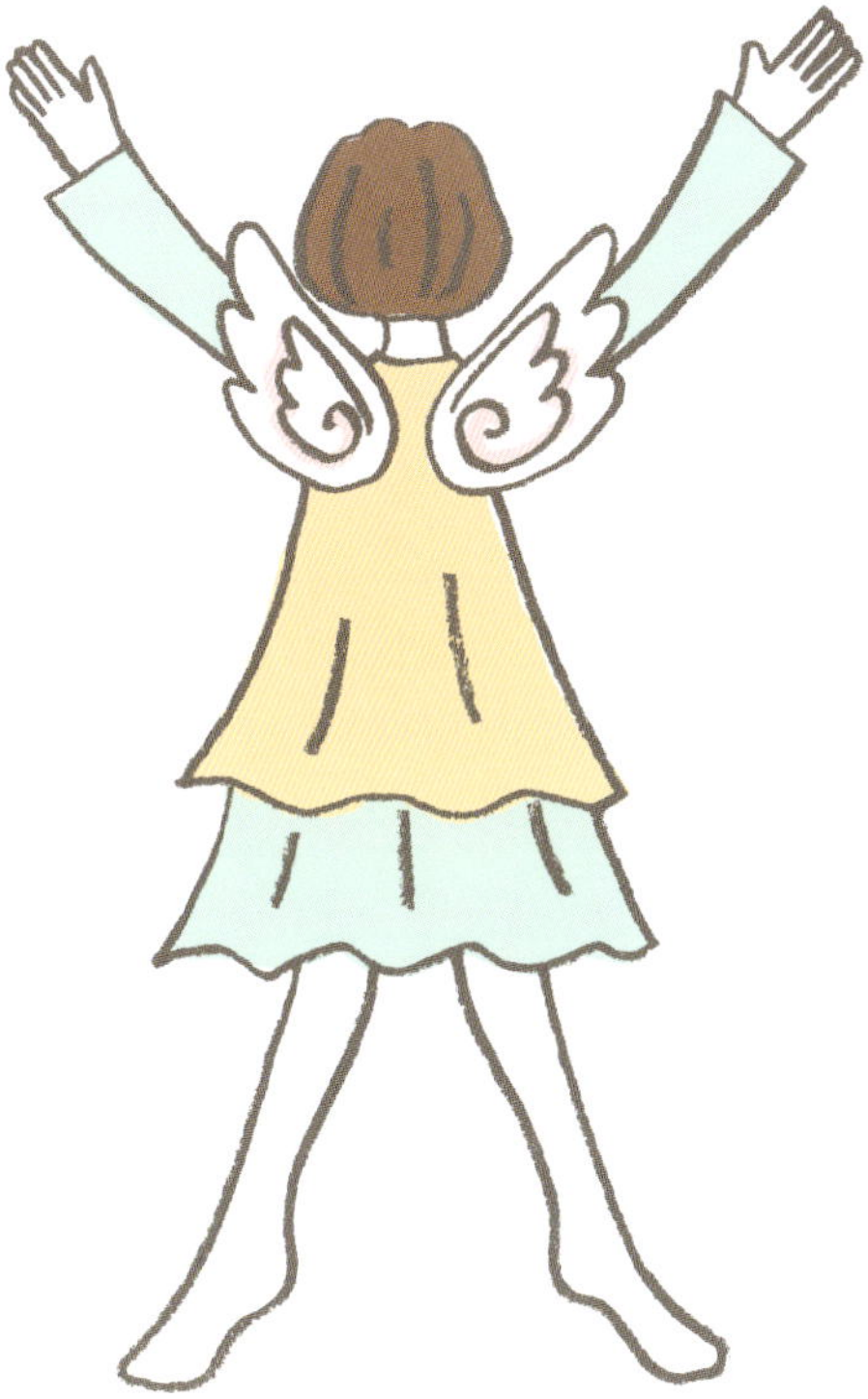

こんな効果も②

呼吸をコントロールして自律神経を整える

もう一つのプラスアルファ効果は、呼吸をコントロールすることによる自律神経の調整効果です。

前にも述べた通り、体を動かしているときは自律神経の交感神経が優位に、体を休めているときは副交感神経が優位になります。したがって、体をさかさにする運動時は、主に交感神経が優位になります。

「さかだちエクササイズ」では、筋肉を気持ちよく伸ばしたり、さかさの状態をつくったりしたあとで必ず動きを止め、ゆっくりとした呼吸を行います。これが、自律神経に働きかけるカギ。動きを止め、ゆっくり呼吸をするタイミングで、自律神経は交感神経から副交感神経へと切り替わるのです。

呼吸と動きの組み合わせは、実はヨガと同じ。緊張やストレスを抱え、自律神経のバランスが崩れている人にとって、交感神経から副交感神経に切り替える絶好の練習になるでしょう。そして、終わったあとに得られる深いリラックスは、〝心の過緊張〟を解きほぐし、疲れやイライラをスッキリ解消してくれるはずです。

自律神経は、精神安定や集中だけでなく、血圧、脈拍、消化機能など、生命を維持するさまざまな体の機能を調整するもの。交感神経と副交感神経の切り替えがスムーズに行われれば、体のさまざまな機能が正常に保たれ、心も体も健やかな状態を維持できます。

3分の手軽なエクササイズですが、効果は絶大！　ぜひ体感してみてください。

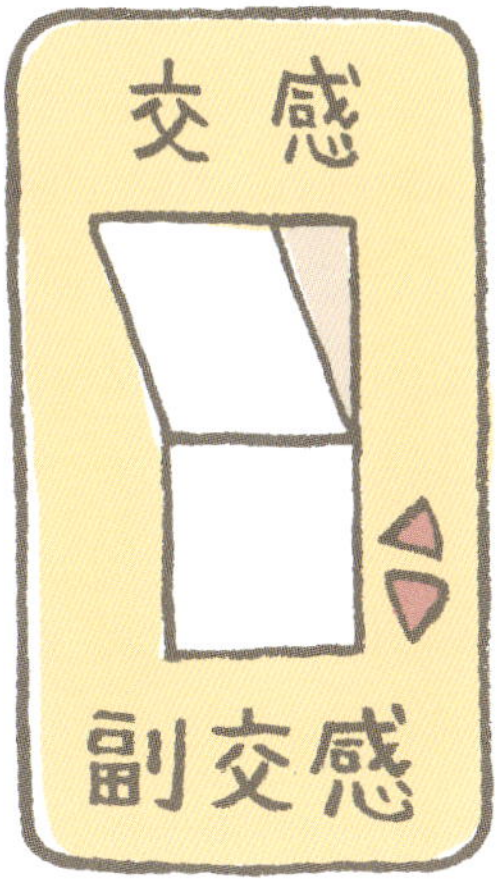

こんな効果も③ 最後に重力に身を任せれば不安や迷いがなくなる

「さかだちエクササイズ」のプラスアルファ効果。最後は、瞑想の効果です。

昨今、アメリカを中心としたビジネスエリートたちの間で、瞑想やマインドフルネスを行う人が増えています。なぜ、瞑想がいいのでしょうか。それは、社会生活の中で忙しく働かせていた頭や精神を、瞑想がスッキリクリアにしてくれるからではないかと思います。

仕事、趣味、家事や育児など、私たちの生活にはやらなくてはいけないことが山積しています。一日の時間は、これらをいかにこなすかに費やされ、その瞬間ごとに迅速な判断が強いられます。この繰り返しにより、頭の中は知らず知らずのうちに混乱状態に。何が大切なのかがわからなくなり、大切なことをいつしか置き去りにしがちです。

「さかだちエクササイズ」で心身と向き合うことで、頭の中に埋め尽くされた雑念が排除され、「いちばん大切なこと」に気づき、気づかされることがあります。ビジネスエリートたちが瞑想に夢中になるのは、多忙な生活の中で意識をスイッチできるからなのでしょう。

　このエクササイズでは、最後に床の上であお向けになり、深い呼吸をしながら重力に身を任せ、リラックスします。実はこれが、意識のスイッチを切り替える瞑想と似た効果をもたらしてくれます。

　前後、左右、上下と、体を四方八方から動かしたあとで、静かに重力に身を任せる。「動」から「静」に切り替わることで、精神や意識が穏やかに落ち着きます。目を閉じて、ゆっくり深い呼吸に集中していると、次第に日常生活の中にあふれかえる膨大な情報や不安を手放し、ゆったりとした気持ちのいい状態を味わうことができます。活動がスタートする朝に行えば集中力や発想力を高める助けに、また、一日が終わる夜に行えば頭や体の疲れ解消に、想像以上にたくさんのメリットをもたらしてくれるでしょう。

「さかだちエクササイズ」を行えば、老若男女それぞれの目的に応じた瞑想的効果を実感いただけると思います。

chapter.1

Gravity Reset

エクササイズを始める前に

重力を味方につけよう！

重力の負荷から体を解放させる「さかだちエクササイズ」。
その効果を実感するために、
日ごろ体にかかっている重力の影響を実感してみましょう。
ポイントは、「姿勢」「呼吸」「重力に身を任せる」の三つです。
ふだん何気なく行っていることを通じて重力を味わうことは、
重力を味方にできているかの確認にもなり、
これから行う「さかだちエクササイズ」の準備にもなります。

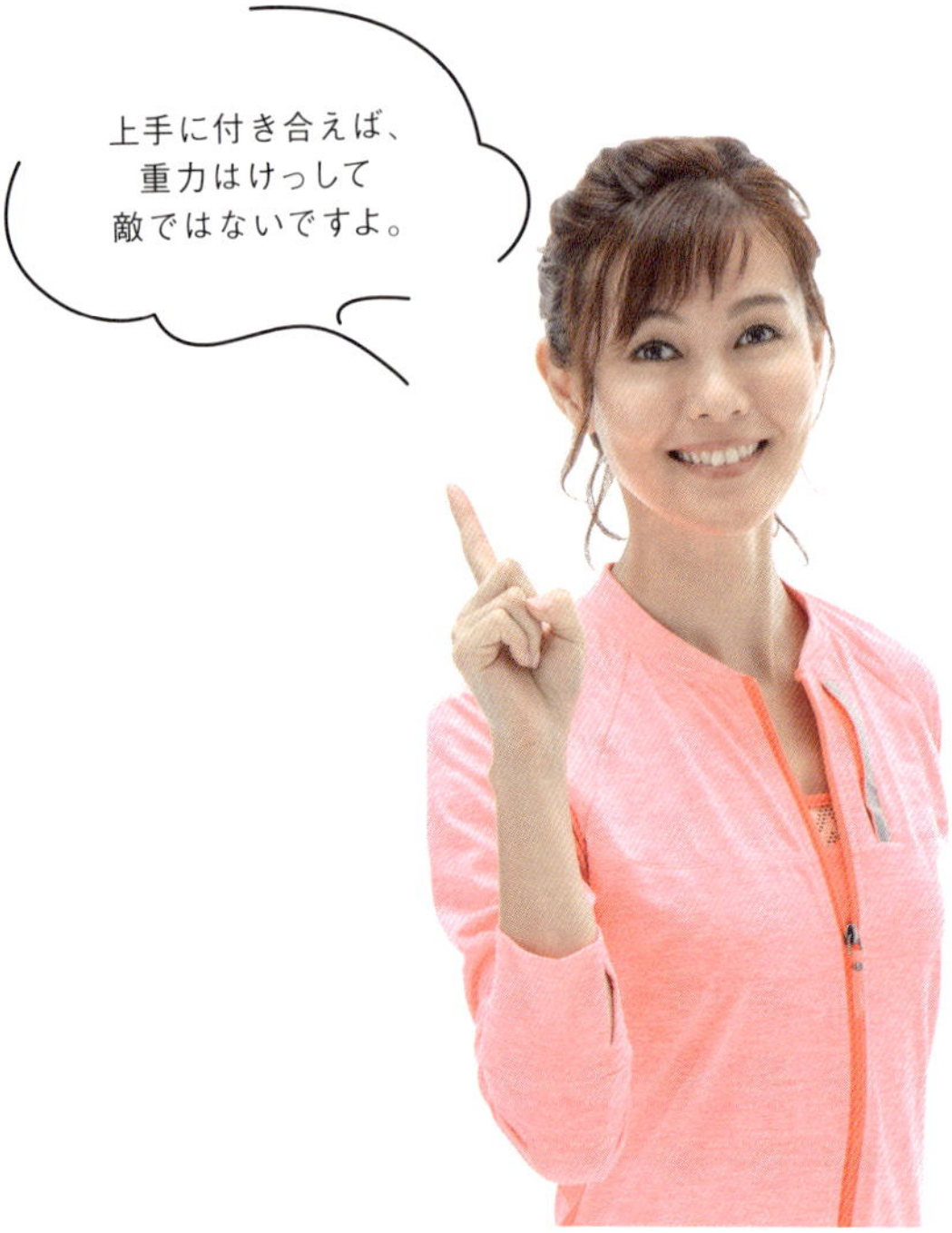
上手に付き合えば、
重力はけっして
敵ではないですよ。

Before exercise
➡

姿勢を整える

正しい姿勢で立ってみましょう。
自分が思っている「よい姿勢」と同じでしたか？　それとも違っていましたか？
正しい姿勢で立つことができれば、重力の負荷が自然と分散されます。

【 NG 姿勢 】

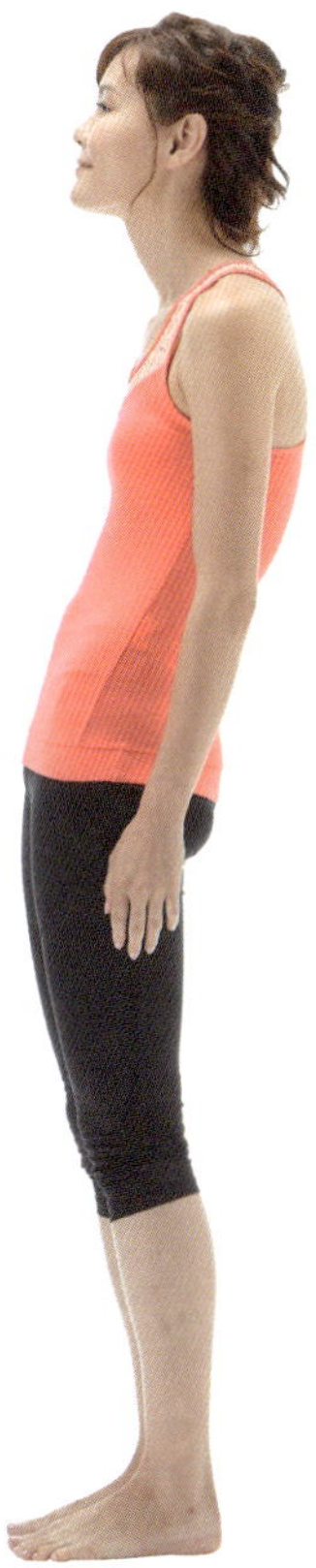

背骨が丸くなりやすく、重心が前に偏ると、頭が前に出てしまい、首への負担が大きくなる。パソコンやスマートフォンを多用する現代人に多いNG姿勢。

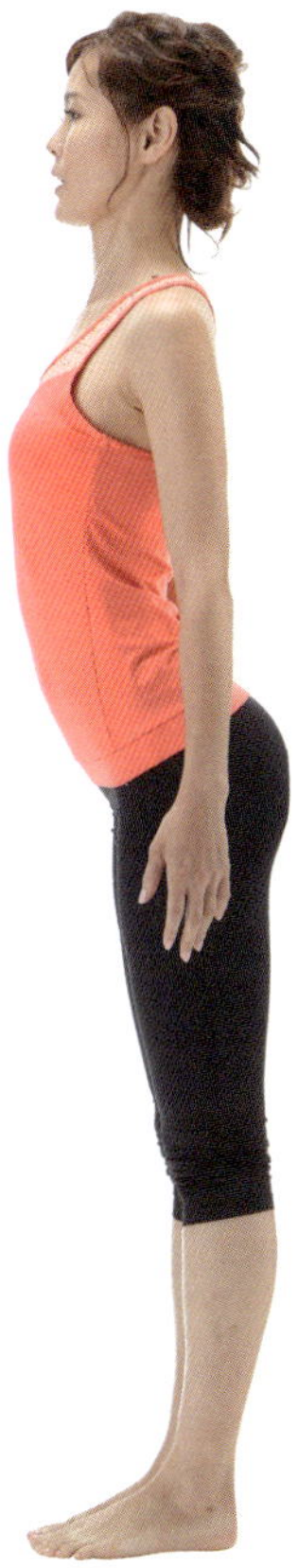

腰が反りすぎている。腹筋と背筋がバランスよく使われないため、腰痛などのお悩みの原因に。高いヒールなどを履く女性に多いNG姿勢。

【 正しい姿勢 】

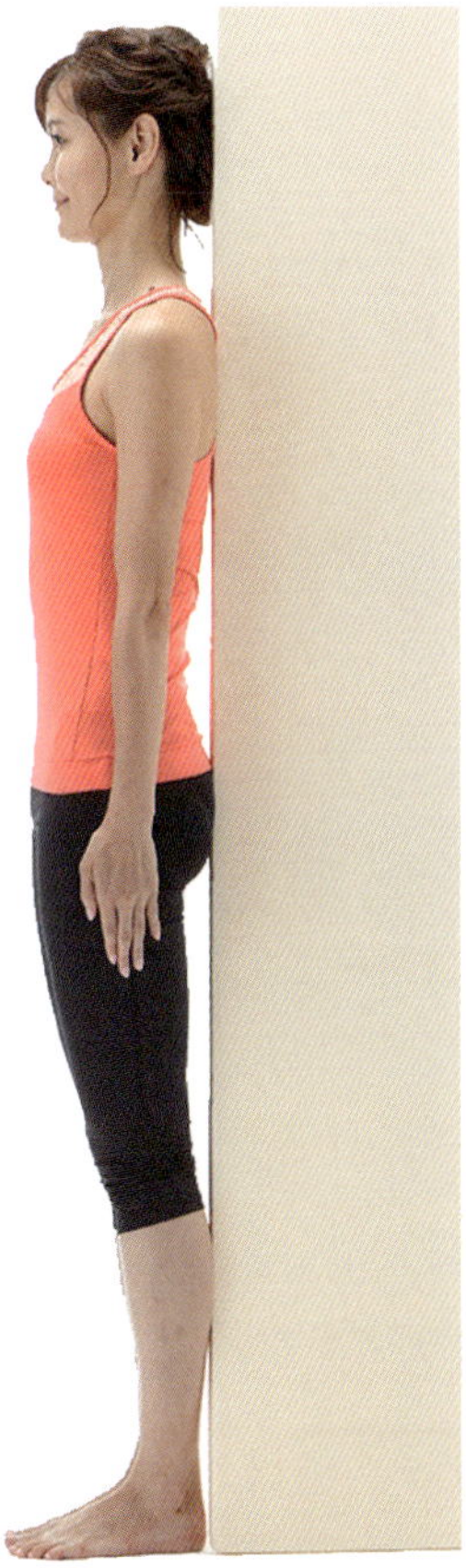

壁に頭、背中の上方、お尻、かかとの後側がつくのが、正しい姿勢です。ふだんの立ち姿勢でも、この状態を保てるようにして。

Before
exercise
➡

深い呼吸

呼吸で主に使われるのは、横隔膜と、胸郭の周りにある呼吸筋です。
姿勢が悪く重力を味方につけられない人は、
これらの筋肉がうまく機能せず、呼吸が浅くなります。
ポイントは、「お腹を使う呼吸」「横隔膜を使う呼吸」の両方をマスターすること。
深い呼吸で重力を味方につけ、姿勢を改善しましょう。

【 お腹を使う呼吸 】

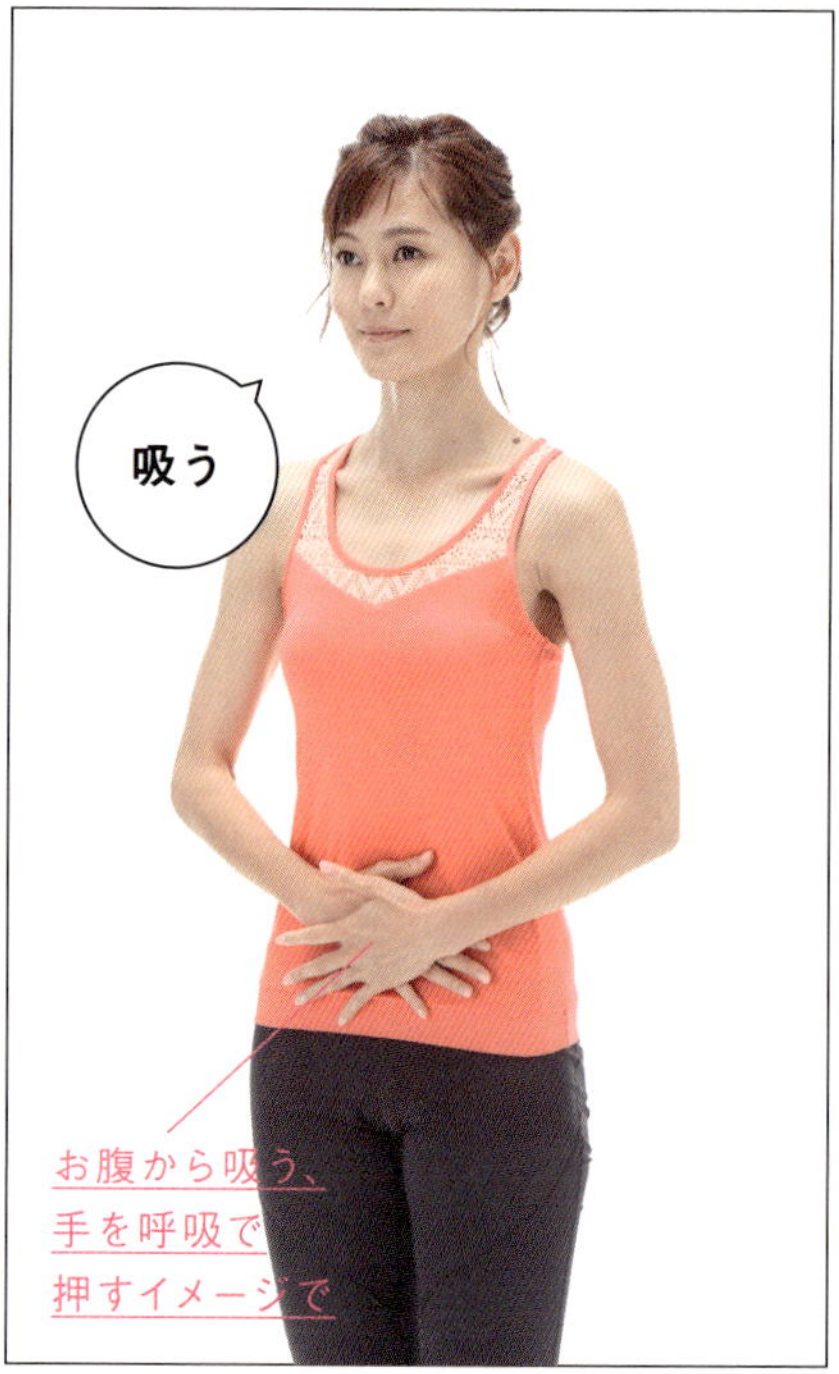

吸う
お腹から吸う、
手を呼吸で
押すイメージで

1
両手をお腹に少し押すようにあて、
ゆっくり鼻から息を吸いながら、
お腹を膨らませる。

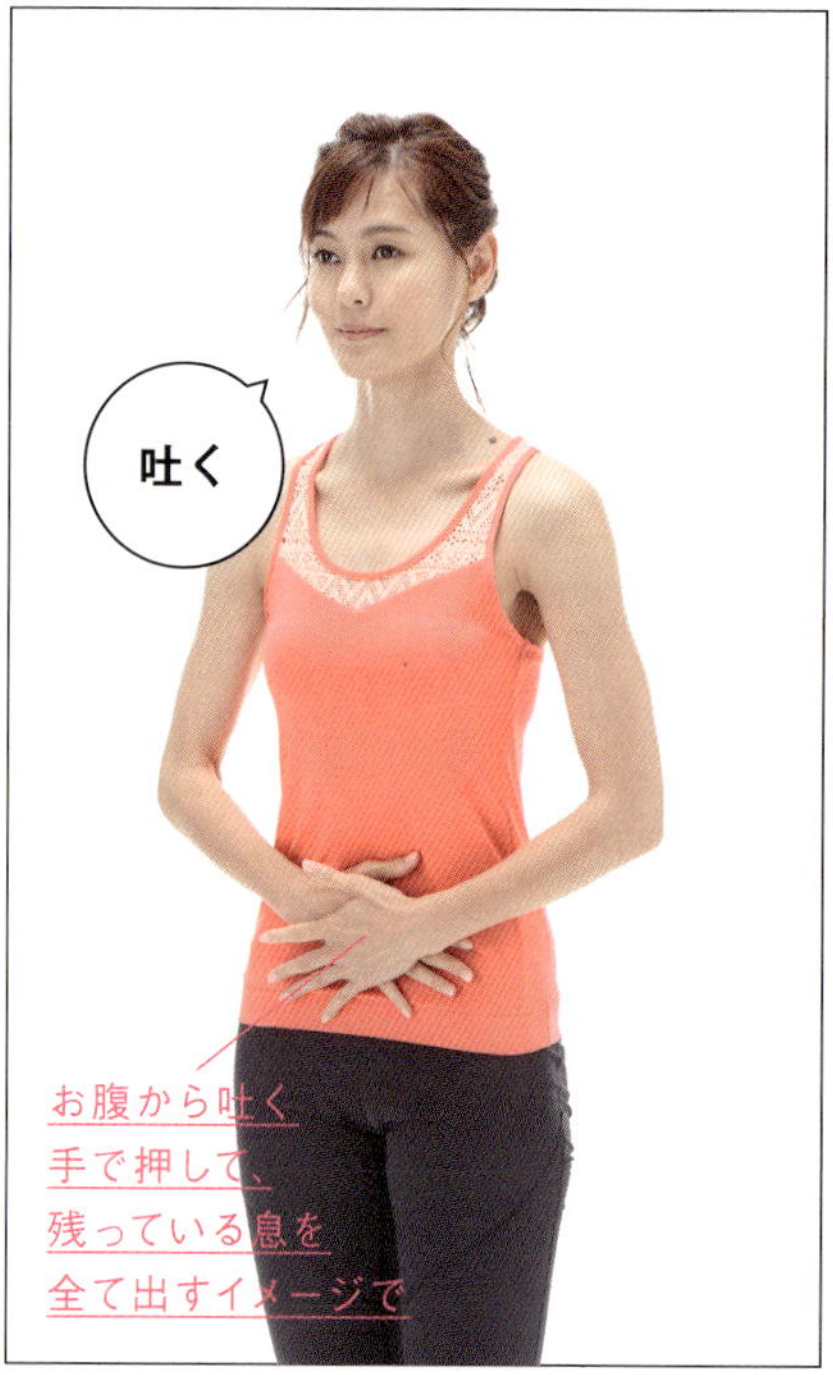

吐く
お腹から吐く
手で押して、
残っている息を
全て出すイメージで

2
次に、たっぷり口から息を吐きながらおなかをへこませていきます。空っぽになったと思ったところからさらに口を閉じ、鼻から残りすべての息を吐き出します。お腹で吸い、お腹で吐くイメージで5～10回呼吸。

【 慣れてきたら 】

腹式と胸式を組み合わせてみましょう。息を吸うとき、最初は腹式から胸式に切り替えて吸います。吐くときは、その逆に胸式から腹式で。吐きながらお腹をへこませて、空っぽになったらまた繰り返し行います。下から上、上から下へと流れるように呼吸をコントロールしましょう。

【 横隔膜を使う呼吸 】

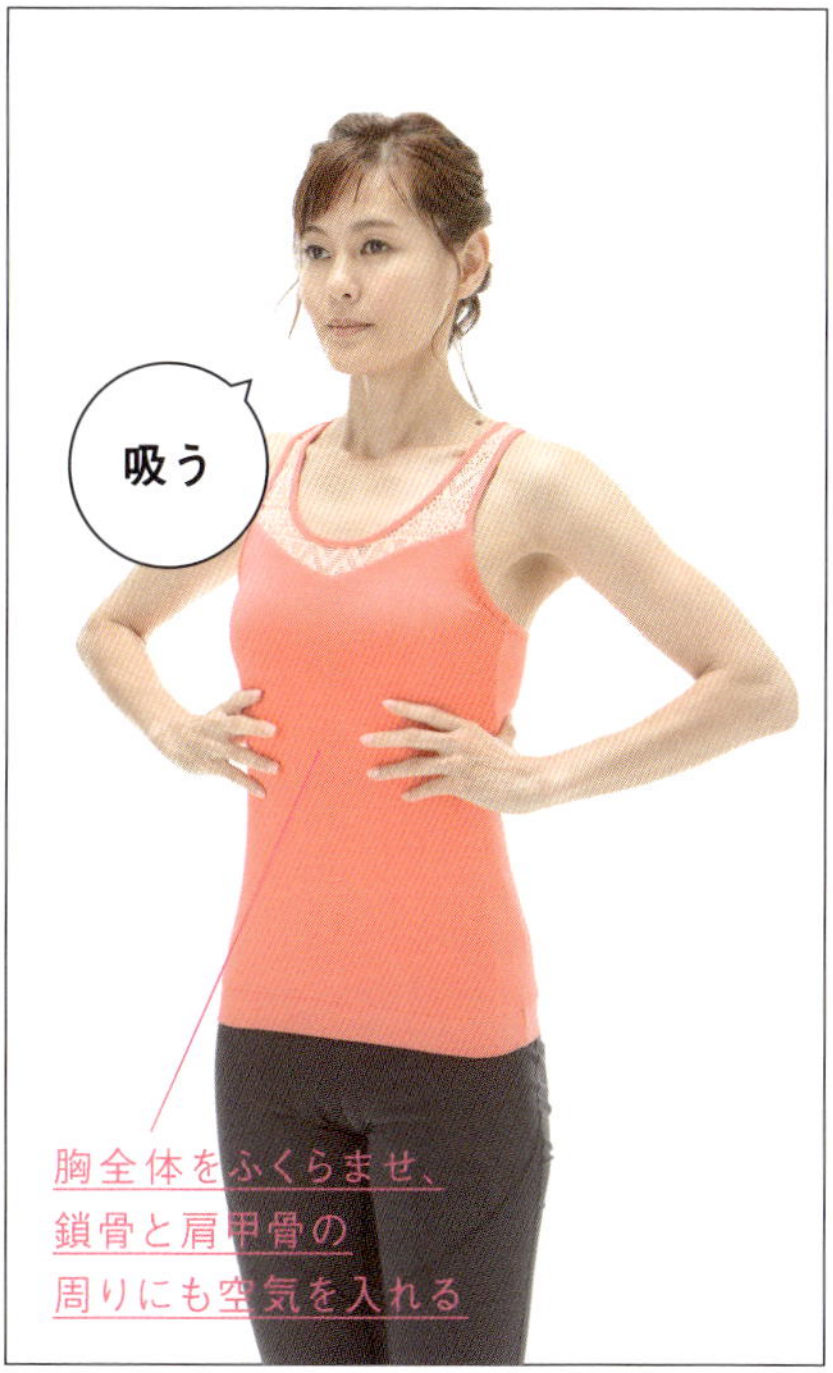
吸う
胸全体をふくらませ、
鎖骨と肩甲骨の
周りにも空気を入れる

1

両手をあばら骨にあて、胸全体を360度まんべんなくふくらませるように鼻から深く息を吸う。胸郭が広がったことを確認。前側だけでなく、横や後ろにも吸えるスペースがあると思って！

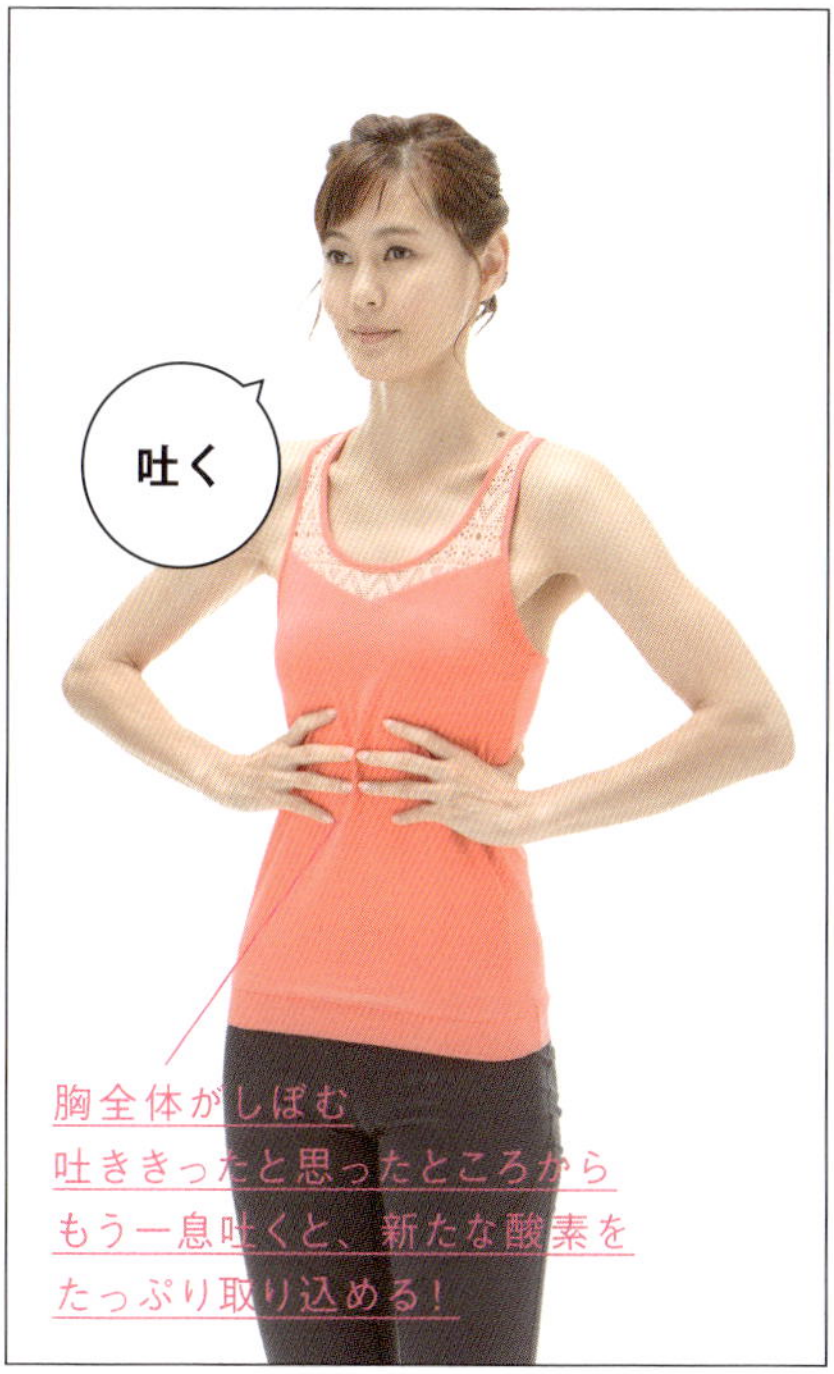
吐く
胸全体がしぼむ
吐ききったと思ったところから
もう一息吐くと、新たな酸素を
たっぷり取り込める！

2

広がった胸郭を縮めながら、口からたっぷり息を吐く。空っぽになったと思ったところからさらに口を閉じ、鼻から残りすべての息を吐き出します。胸を広げたり、狭めたりしながら、5～10回呼吸。吸う息より吐く息のほうが長くなるように。

Before
exercise
➡

重力に身を任せる

自分では力を抜いているつもりでも、
肩や顔など、どこかに力が入ってしまいがち。
上手にリラックスしていくために、慣れないうちは
意識的に重力に身を任せてみましょう。

【 立ち 】

頭の位置が高くなり、重力の負担を最も受けやすい立ち姿勢。重力の通り道をしっかりと感じてゆるめることがポイントです。

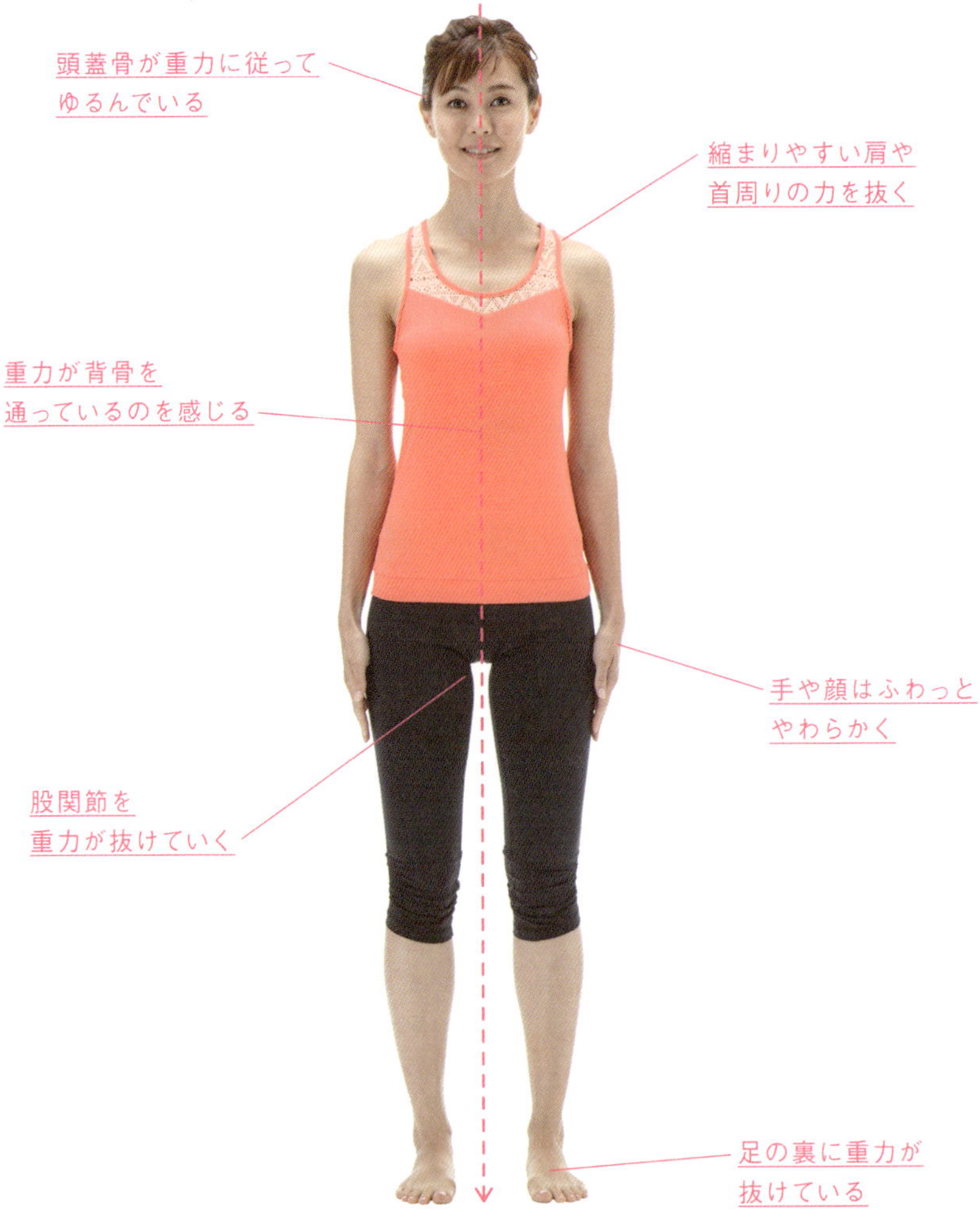
頭蓋骨が重力に従ってゆるんでいる
縮まりやすい肩や首周りの力を抜く
重力が背骨を通っているのを感じる
手や顔はふわっとやわらかく
股関節を重力が抜けていく
足の裏に重力が抜けている

【 あお向け 】

横になったときに、意外とリラックスできていない人も多いものです。背面の広い面積で、重力を受け入れていくのがポイントです。

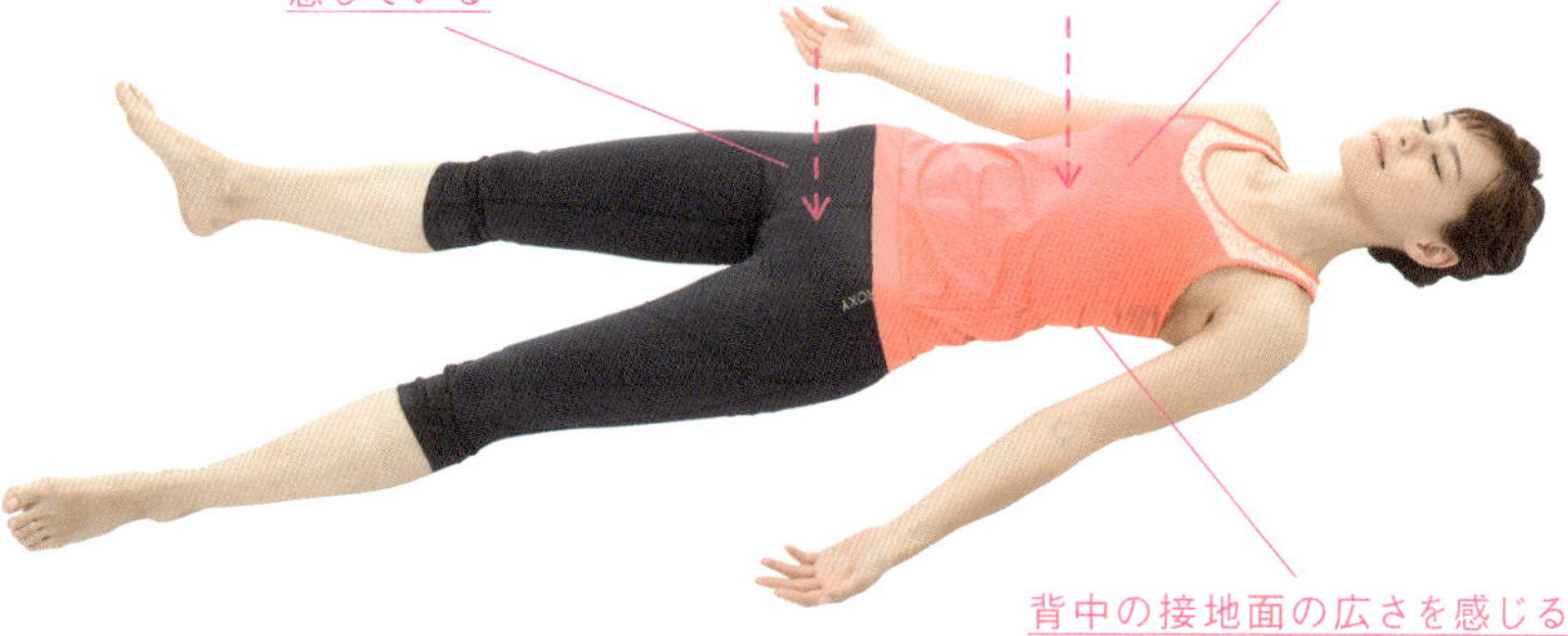
骨盤で重力を
感じている
胸やお腹が重力に従って
上下している
背中の接地面の広さを感じる

【 さかさ 】

本書のエクササイズでは、何度もさかさになります。いつもと重力が逆に作用していることをしっかりと感じていくのがポイントです。

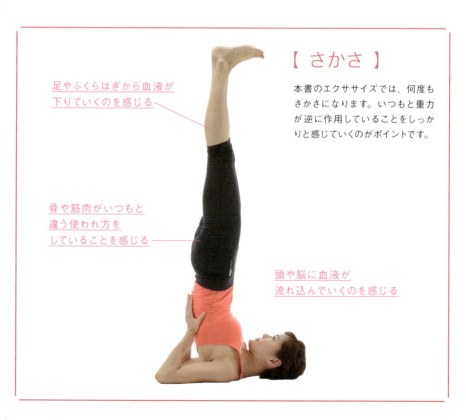

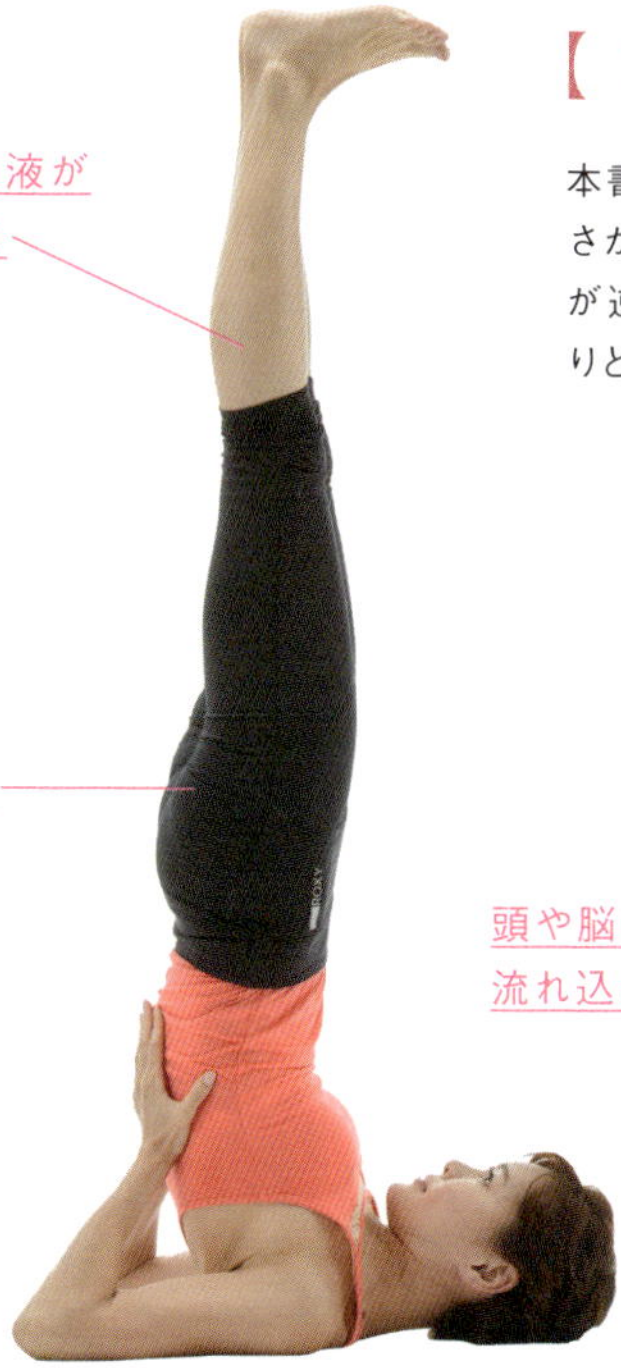
足やふくらはぎから血液が
下りていくのを感じる
骨や筋肉がいつもと
違う使われ方を
していることを感じる
頭や脳に血液が
流れ込んでいくのを感じる

Gravity Reset

効果をぐーんと高める7つのヒント

「さかだちエクササイズ」は、「ダルさ」「疲れ」の解消だけでなく、むくみ予防、血流改善、シェイプアップ、精神面の安定など、さまざまな効果が期待できます。毎日の生活に上手に取り入れて、効果をより高めていくためのヒントをご紹介します。

1 いつやってもOK

地球上に暮らす限り、私たちは常に重力を受けながら暮らしています。重力の負荷から解放される効果は、どんな時間帯に行ってもOKです。細かい注意点は、p54~55にまとめてありますので、始める前に読んでください。

2 朝、頭と体がシャキッとお目覚め

寝ている間は、重力の負荷は最も軽い状態。活動を始める前の朝、エクササイズを行うと、頭と体がシャキッと目覚め、気持ちよく一日をスタートできるでしょう。お昼寝や休憩後、活動に移る前に行うと、同様の効果を実感できます。

3 夜、疲れを取ってぐっすり快眠

重力の負荷を受け、一日中頑張った夜に行うエクササイズは、むくみ予防や疲れ、ダルさのケアになります。自宅に帰ってホッとした後や、就寝前のリラックスタイムには、ぜひ行ってみてください。全身の緊張が取れ、心地よい睡眠が得られるでしょう。

4　一日に何度やってもOK

「リセットしたいな」と思ったら、いつでも行って大丈夫です。ただし、全身を逆転させることが重要なので、1の【準備】から5の【リラックス】までは、省略せず、一通りの流れに沿って行いましょう。物足りなければ、その後で好きなメニューをもう一度行ってもOK。

5　三日坊主でもOK

一日一回、3分間のエクササイズを毎日続けるのが基本ですが、できなかった日があっても大丈夫。何度か行って効果が実感できれば、そのうち歯磨きをするように習慣になっていくでしょう。完璧主義にならずに、楽しく続けてください。

6　運動が苦手な人や、体のかたい人でもOK

「さかだちエクササイズ」は、決して難しい運動ではありません。初めての方や、体のかたい方のためのメニューを用意していますので、心配な方は無理せず、できるところからスタートすることをおすすめします。慣れたら、徐々に、レベルアップしていきましょう。

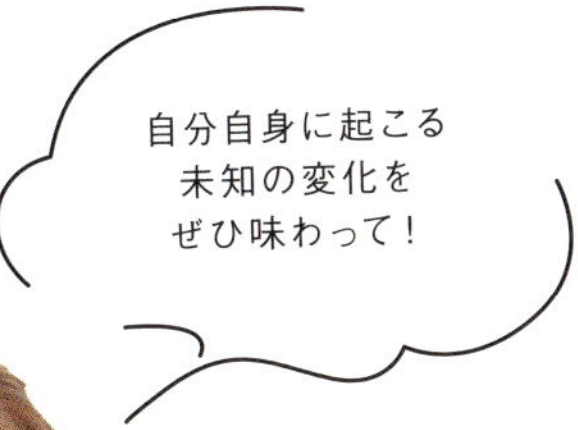
自分自身に起こる
未知の変化を
ぜひ味わって！

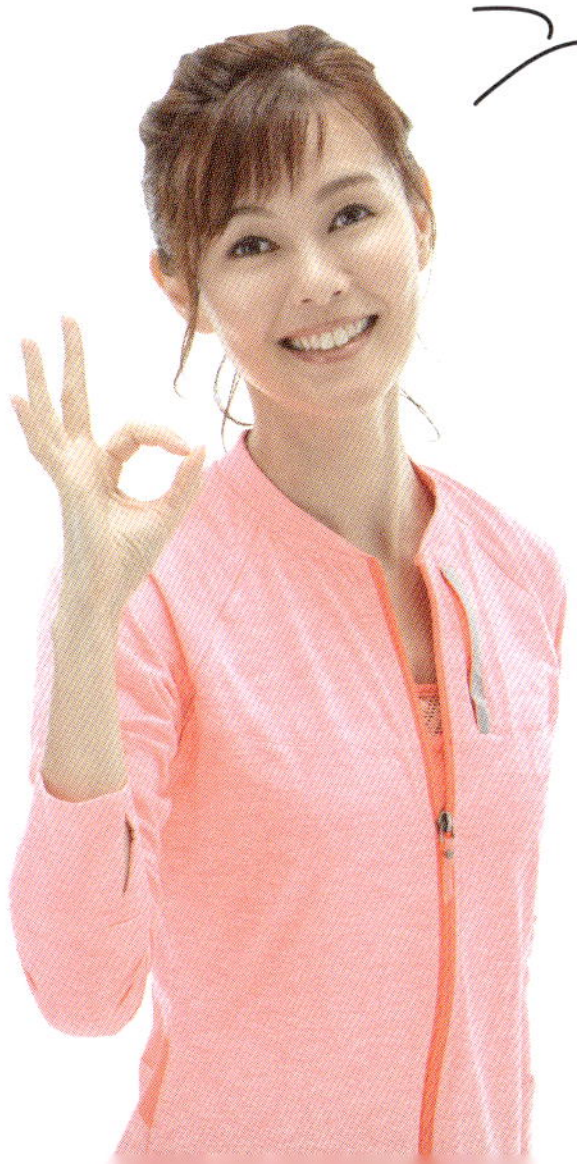

7　早ければ2～3日で効果を実感

「体がスッキリする」「リラックスできる」といった効果は、比較的早めに実感できます。1週間、10日間と続けるうちに、重力を上手にコントロールできるようになり、姿勢や睡眠などの改善効果を感じられるでしょう。効果は少しずつ現れるので、自分の中に現れる変化に目を向けながら続けてください。

エクササイズの注意点

「さかだちエクササイズ」は、基本的に誰でも安全に行えます。
ただし、次の注意点には気をつけてください。

important point **1**

安定した床の上で行う

エクササイズには、頭を床につけたり、あお向けになったりするものがあります。硬いフローリングの上だと、痛みを感じる場合があるので、カーペットや畳、ヨガマットの上などで行いましょう。ソファーやベッドなどやわらかすぎる場所は、不安定になるので避けてください。

important point **2**

体調の悪いときはしない

激しい運動ではありませんが、体調のすぐれないときは控えて。特に、めまい、発熱、首や腰の痛みがあるときは、やらないでください。

important point **3**

高血圧、低血圧の方、眼圧の高い方は慎重に

重力を逆転させることで、血圧や眼圧が変動します。高血圧、低血圧の方は、電子血圧計で血圧をチェックしながら行いましょう。いつもより血圧が「高い」「低い」という日は、特に不調を感じなくてもお休みするのが賢明です。緑内障など眼圧の高い方は医師の指示を仰いでください。

important point **4**

満腹時は避ける

上半身、体幹をさかさにするメニューがあるので、食事を摂った直後は避けてください。食後30分～1時間以上経ってから行うようにしましょう。

important point
5

「Attention!」を必ず読む

各メニューで特別に注意していただきたいものには、「Attention !」という注意をつけています。行うときは必ずこれを読み、従ってください。

important point
6

メニューは一つ一つ丁寧に

「さかだちエクササイズ」は、体の部位ごとに、重力を逆転させていきます。血圧の変動を伴うので、動きは丁寧に。次のメニューに移る際は、体と呼吸が落ち着くのを確認してから行いましょう。慣れてくると、急いで行おうとしがちになるので、ゆっくりと。

important point
7

必ず最後にリラックス

全メニューが終わったら、必ずあお向けになって深い呼吸をし、リラックスしましょう。最後に重力に身を任せる時間をとることによって、エクササイズの効果がより高まります。

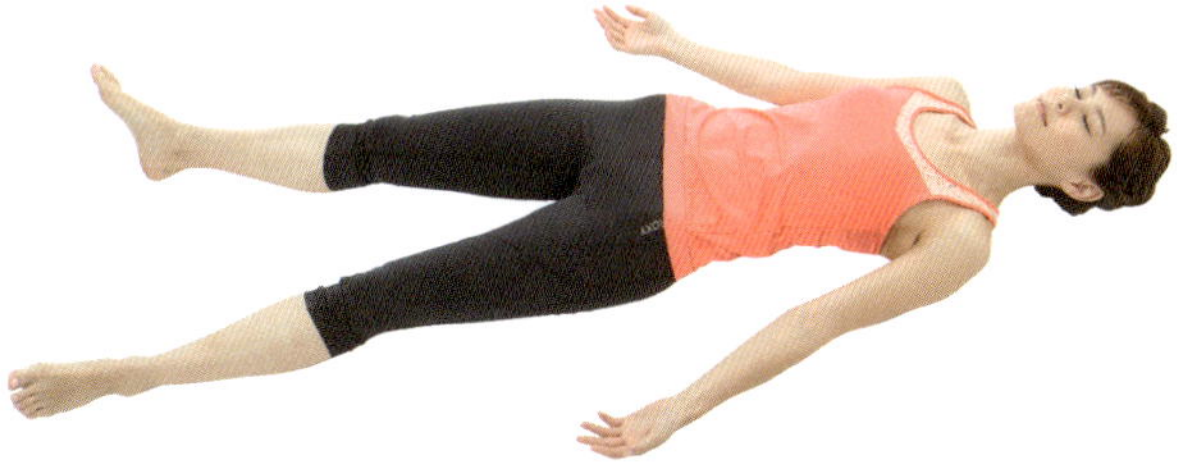

Let's start!

それでは「さかだちエクササイズ」をスタートしましょう！

Experience　　Vol.2

「さかだちエクササイズ」
喜びの声

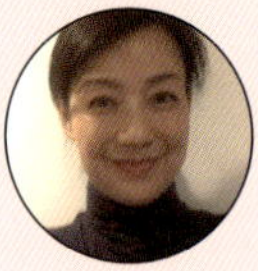

阿部 裕美さん(58才)

つらかった「むくみ」が改善し、立ち仕事が苦ではなくなった！

私は立ち仕事をしていることが多く、足の疲れを毎日感じています。特に足のむくみはひどく、夕方にはパンプスのサイズをワンサイズ大きいものに履き替えなければならないほど。なかなか一日の疲れも取れず、朝からダルいという日がずいぶん続いていました。

しかし、この「さかだちエクササイズ」を行って、驚きました。全身の血流が良くなり、体がポカポカしてくるんです。むくみも軽減され、以前ほど辛くはなくなってきました。

毎日続けているうちに、どんなに疲れていても翌朝スッキリ目覚められるようになってきました。きっと、疲れをリセットしやすい体へと変化していったのだと思います。

同時に、心の部分でも元気になってきました。最愛の母を亡くして以来、悲しみに打ちひしがれていたのですが、だんだん毎日を元気に前向きに過ごせるようになってきました。今や、私にとって「さかだちエクササイズ」は、欠かせない習慣となりました。

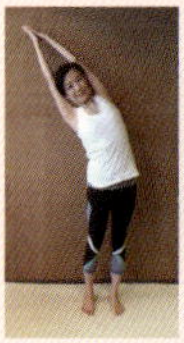
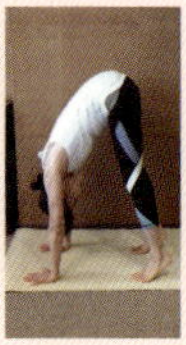
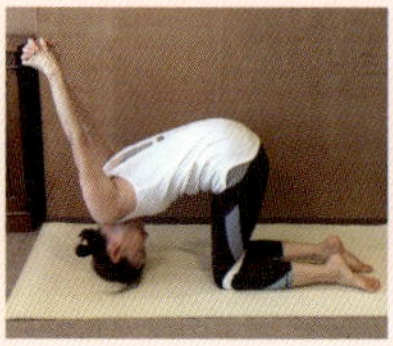
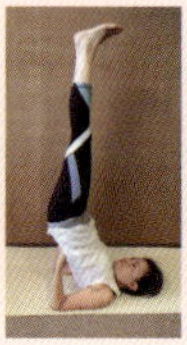
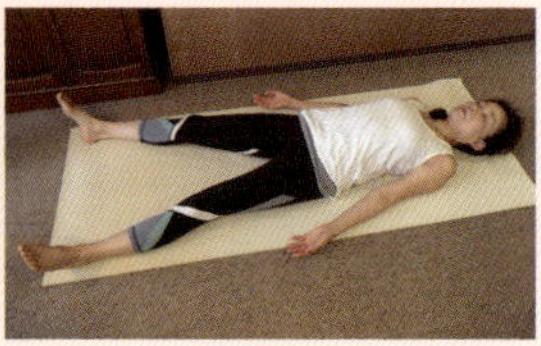

chapter.2 第2章

1日3分! さかだちエクササイズ基本メニュー

重力のストレスから体と心をスッキリ解放する
基本メニューをご紹介します。
3分でできるので、1日1回、ぜひ習慣にしましょう。

SAKADACHI EXERCISE

chapter.2

Basic Menu 1

基本メニュー

背骨をほぐす

体をさかさにするエクササイズを行う前の準備です。重力に対抗するために頑張っている背骨を一つ一つ引き伸ばすように意識しながら、緊張を緩めほぐしていきましょう。

効果

- ☑ 姿勢改善、腰痛・肩こりの予防
- ☑ 二の腕やウエストの引き締め

1

姿勢を正して立ち、両手のひらを頭上で合わせる

2

体をゆっくり左右に倒し、体側を伸ばす

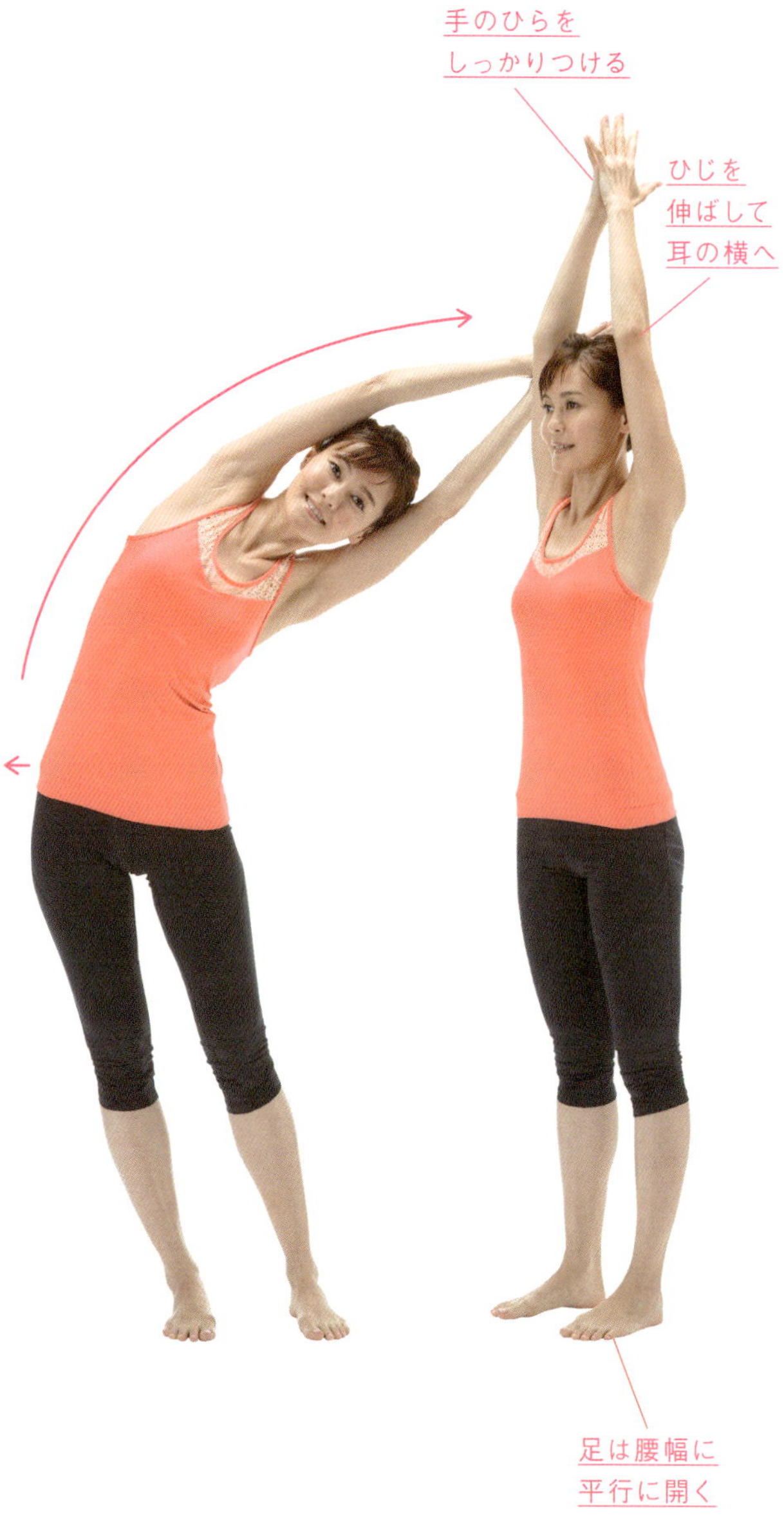

手のひらをしっかりつける
ひじを伸ばして耳の横へ
足は腰幅に平行に開く

3

背骨全体をゆっくり後ろに反らし、体の前側を伸ばす

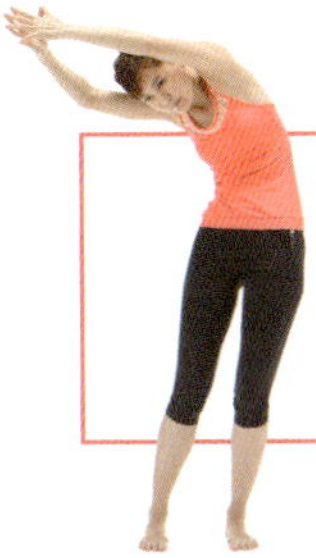

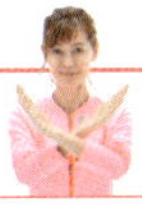

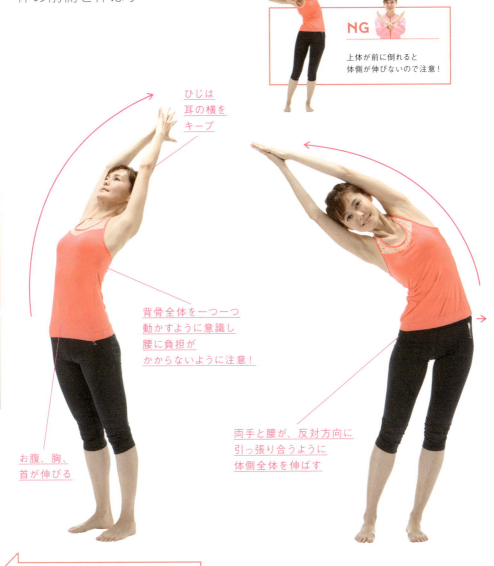

NG

上体が前に倒れると
体側が伸びないので注意！

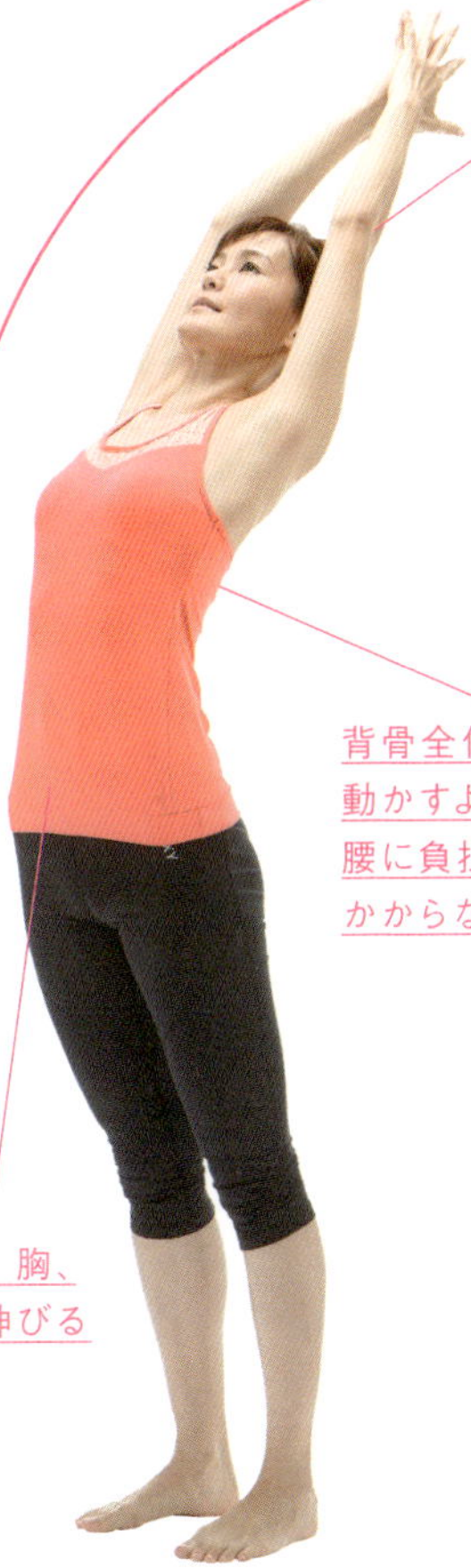

ひじは
耳の横を
キープ

背骨全体を一つ一つ
動かすように意識し
腰に負担が
かからないように注意！

お腹、胸、
首が伸びる

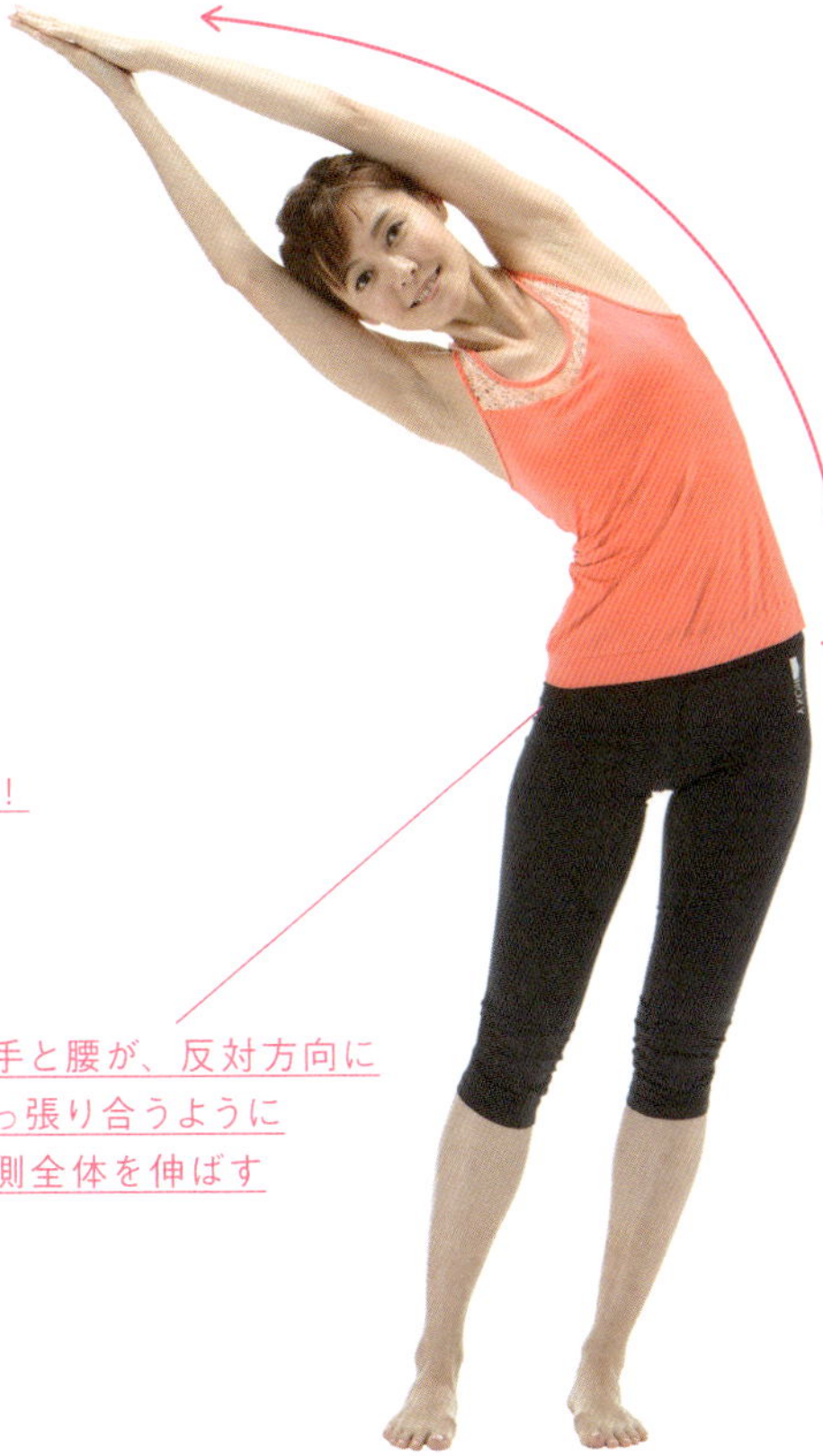

両手と腰が、反対方向に
引っ張り合うように
体側全体を伸ばす

next!
基本メニュー２（P60）へ
体のかたい人は　基本メニュー２（P62）へ

chapter.2

Basic Menu 2

基本メニュー

上半身下げ

上半身をさかさにして、腰から上にかかっている重力を逆転させます。股関節から曲げて前屈し、頭が真下を向くようにしましょう。

1 姿勢を正して立ち、手を腰骨にあてる

2 足の付け根から曲げて前屈する

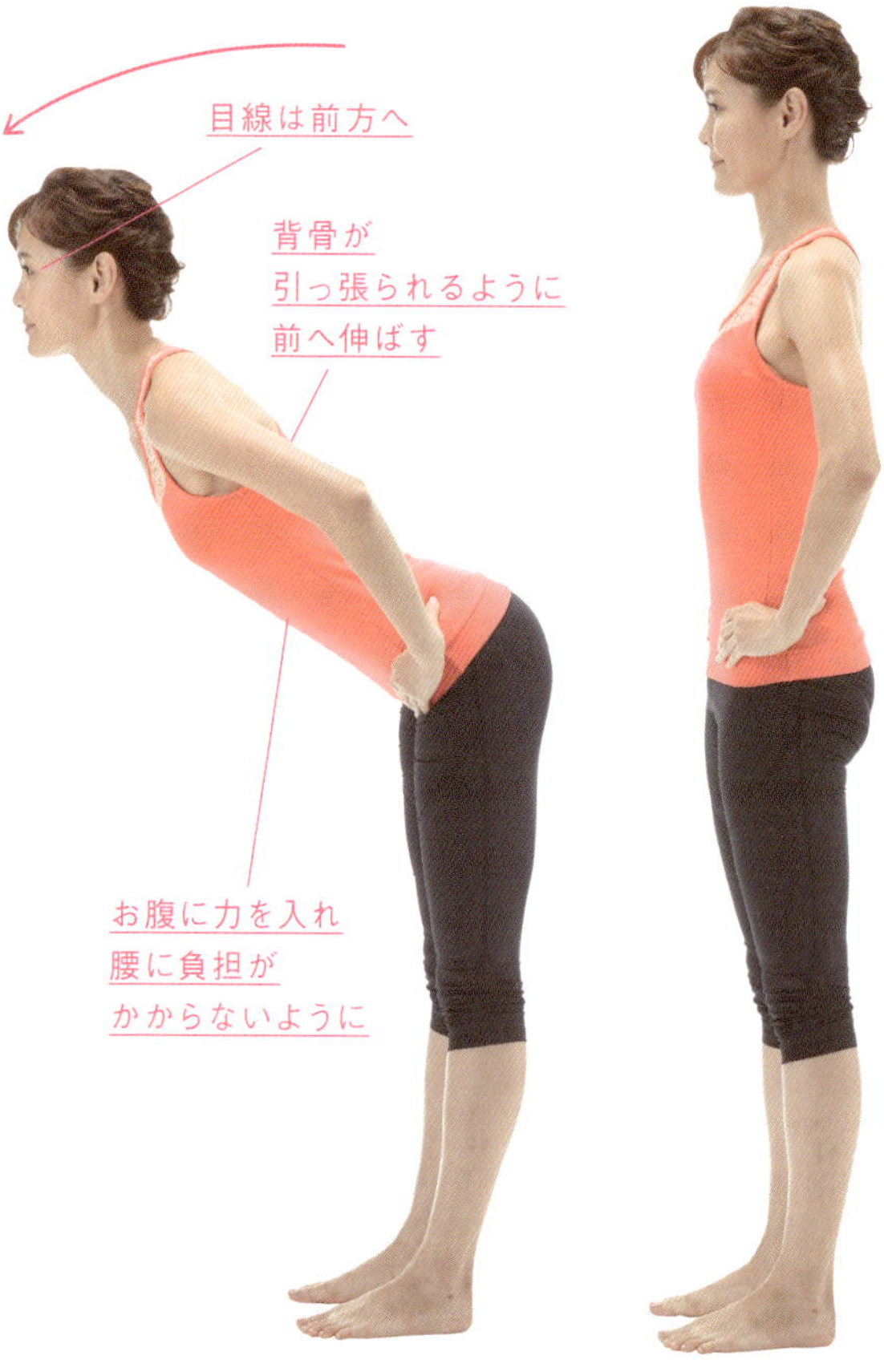

目線は前方へ
背骨が
引っ張られるように
前へ伸ばす
お腹に力を入れ
腰に負担が
かからないように

効果

- ☑ 背中、腰、足の裏側のストレッチ
- ☑ 腰痛改善

Attention!

血圧の高い方、めまいを起こしやすい方はゆっくり行ってください。

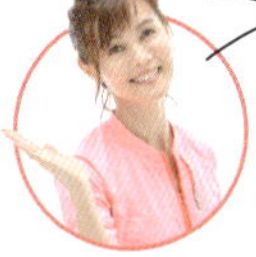
体のかたい人は
P 62のメニューを
行ってください

3

ひざを曲げて
胸を太ももにあずけ、
両手を床につける

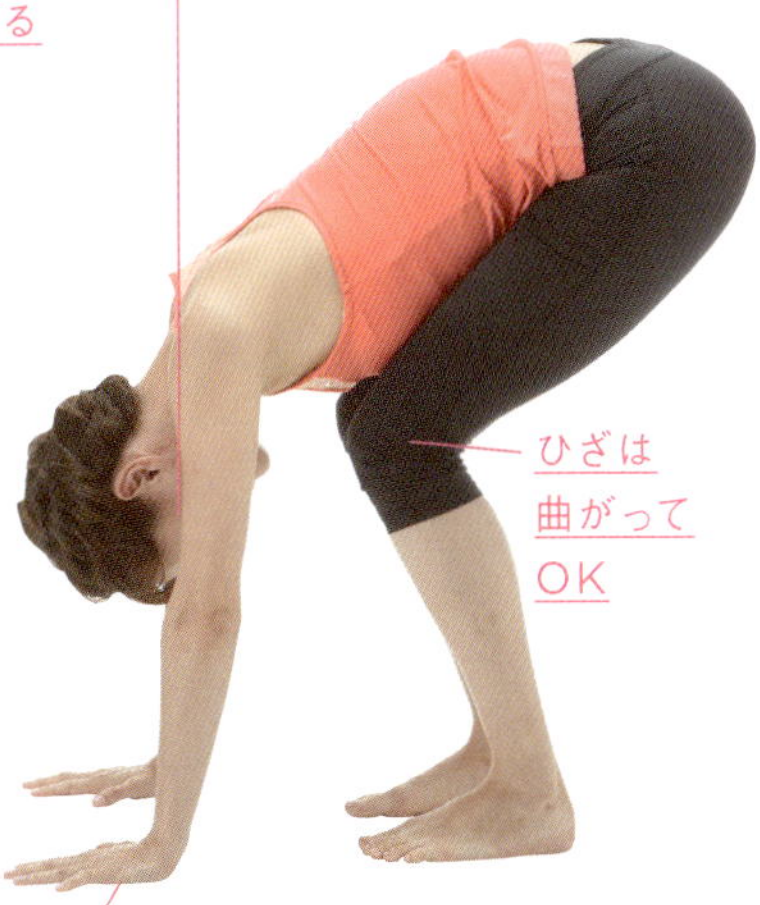
目線は真下
手と手の間を見る
ひざは
曲がって
OK
手のひら全体をつける

4

ゆっくり
3〜5呼吸

両手でしっかり体を
支えながら、
ゆっくりつま先立ちに

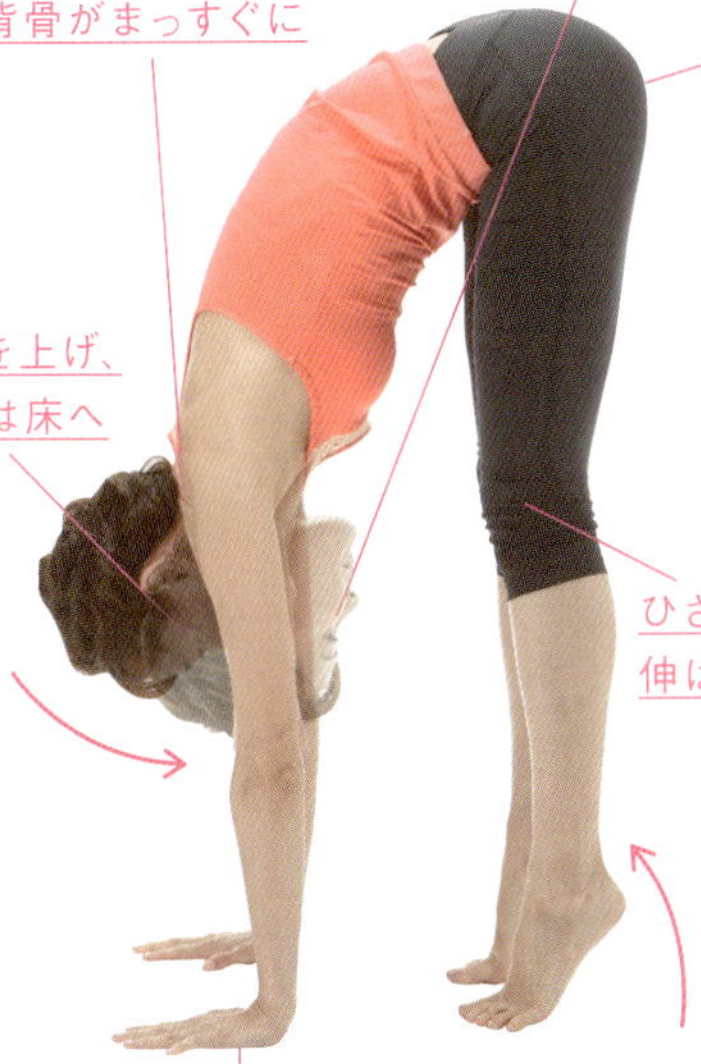
安定したら
頭の重みで、
重力で縮んだ首と
背骨がまっすぐに
安定したら頭頂部を
真下に向け、目線を後ろへ
お尻を
天井へと
高く上げる
あごを上げ、
目線は床へ
ひざを
伸ばす
肩の真下に手首を置き、
両手で床を押し重心を支える

Attention!

あごを引きすぎて前に転がらないように注意。

next!
基本メニュー③（P64）へ

chapter.2

Basic Menu 2

基本メニュー 上半身下げ ～かたい人向け～

P60～61の「前屈」がつらい人は、ひざを曲げた状態で行ってください。ひざが曲がっていてもいいので、上半身をさかさにしましょう。

効果

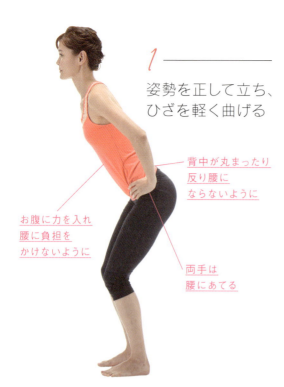

- ☑ 背中、腰、足の裏側の緊張を取り除く
- ☑ 腰痛改善

1

姿勢を正して立ち、ひざを軽く曲げる

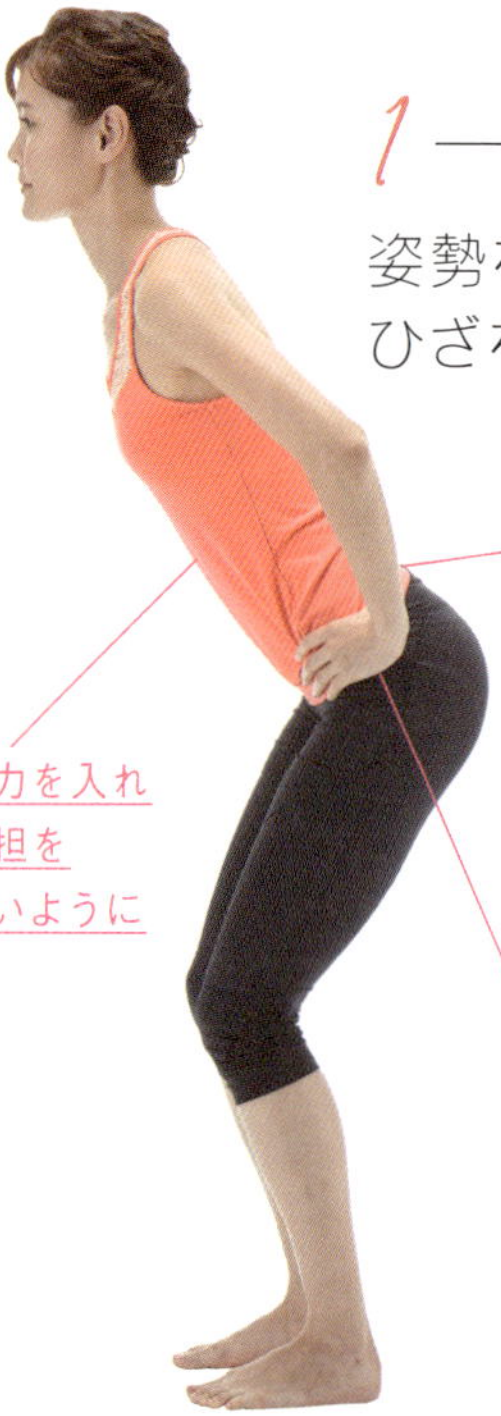

背中が丸まったり反り腰にならないように

お腹に力を入れ腰に負担をかけないように

両手は腰にあてる

2

足の付け根から曲げ、ゆっくり上体を倒す

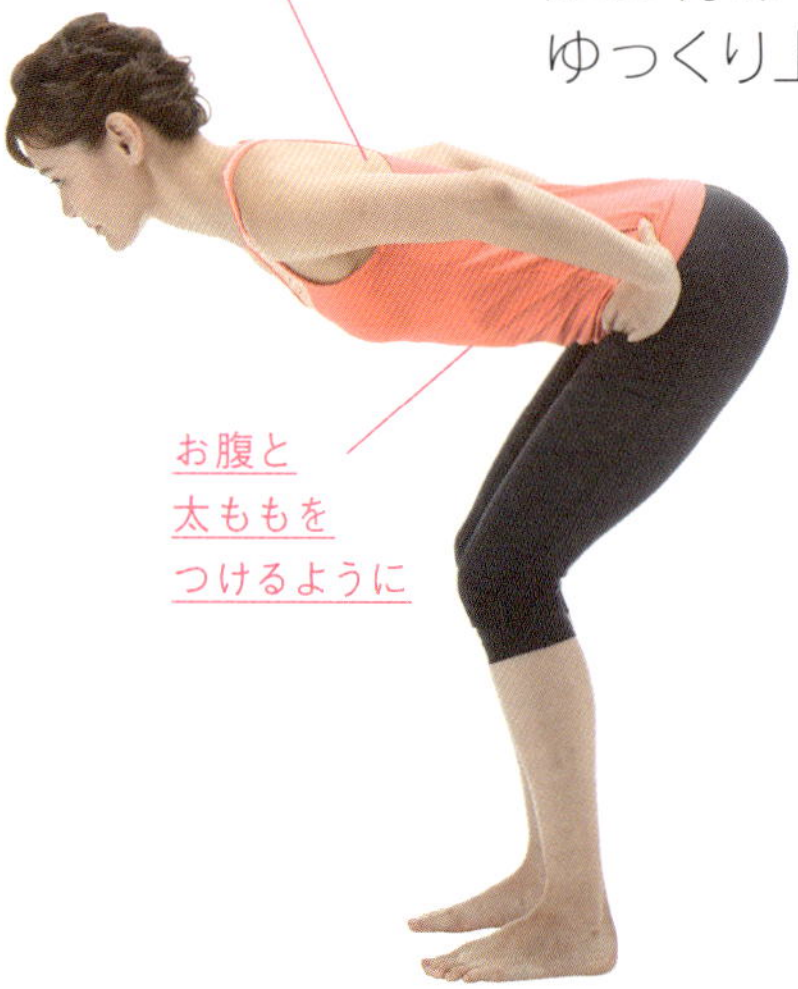

背すじが丸まらないように

お腹と太ももをつけるように

Attention!

血圧の高い方、めまいを起こしやすい方は、呼吸を止めずにゆっくり行ってください。
エクササイズの最後に、あごを引きすぎて前に転がらないように注意。

3

両手を床につく

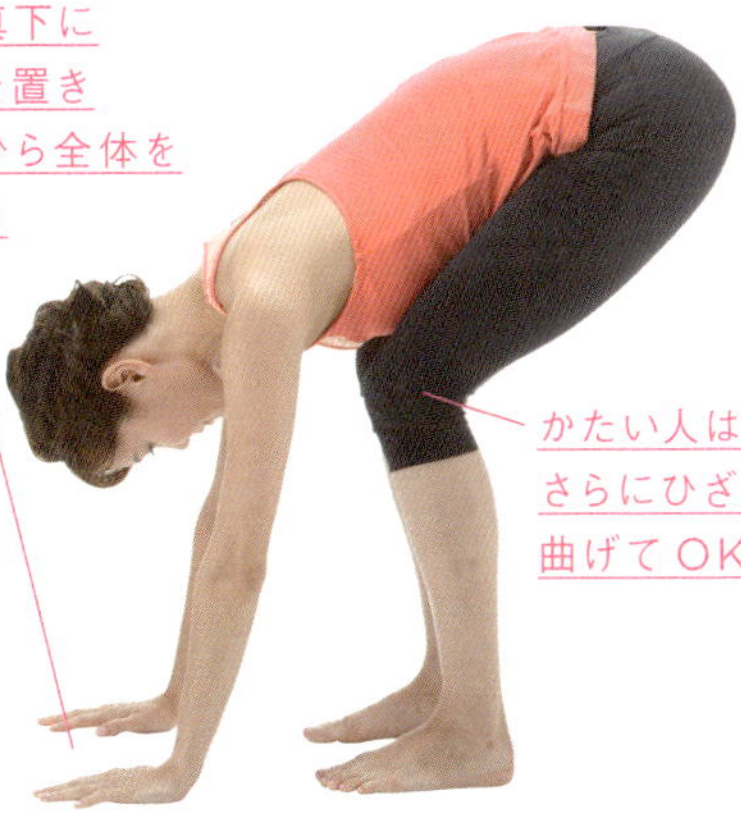
肩の真下に
手首を置き
手のひら全体を
つける
かたい人は
さらにひざを
曲げてOK

4

頭を下げ、
上半身をさかさまにする

➡
ゆっくり
3〜5呼吸

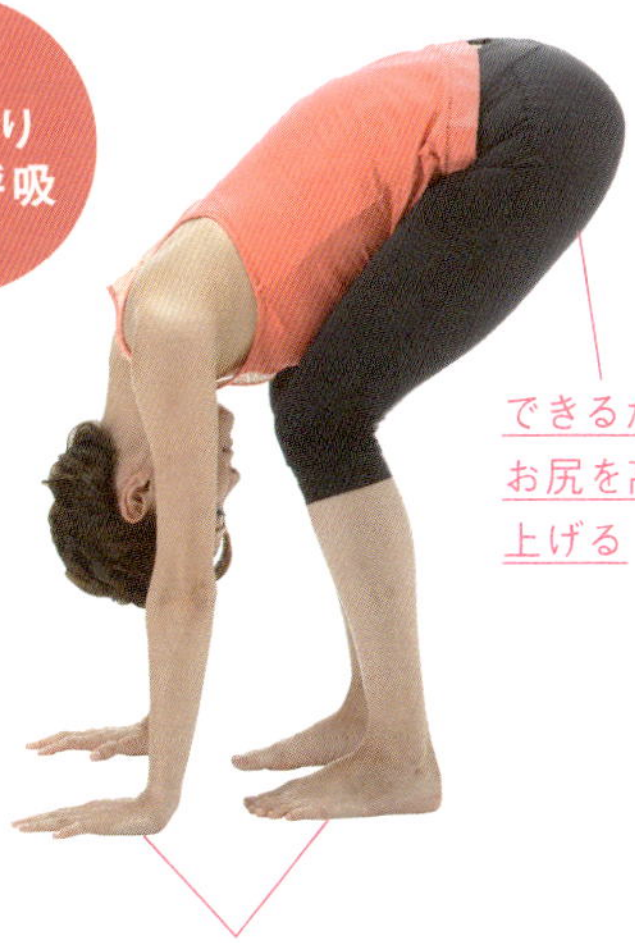
できるだけ
お尻を高く
上げる
両手と両足でバランスをとる

できる人は

5

ひざを曲げたまま、
かかとを上げる

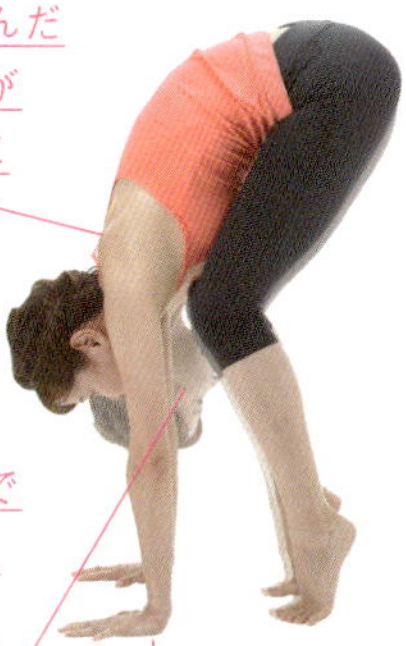
頭の重みで、
重力で縮んだ
首と背骨が
まっすぐに
安定するまで
あごを上げ、
目線は床へ
安定したら
頭頂部を
真下に向け、
目線を後ろへ
両手で
床を押し
重心を支える

next!
基本メニュー③（P64）へ

chapter.1
chapter.2
chapter.3

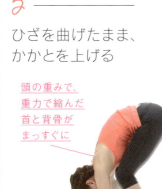

chapter.2

Basic Menu 3

基本メニュー
頭下げ

体のいちばん上にある首から頭までをさかさにし、重力を逆転させます。頭頂部を床につけて行うのがポイントです。

効果

- ☑ 首と肩甲骨周りをほぐす
- ☑ 眼精疲労改善

1

正座をして姿勢を正す

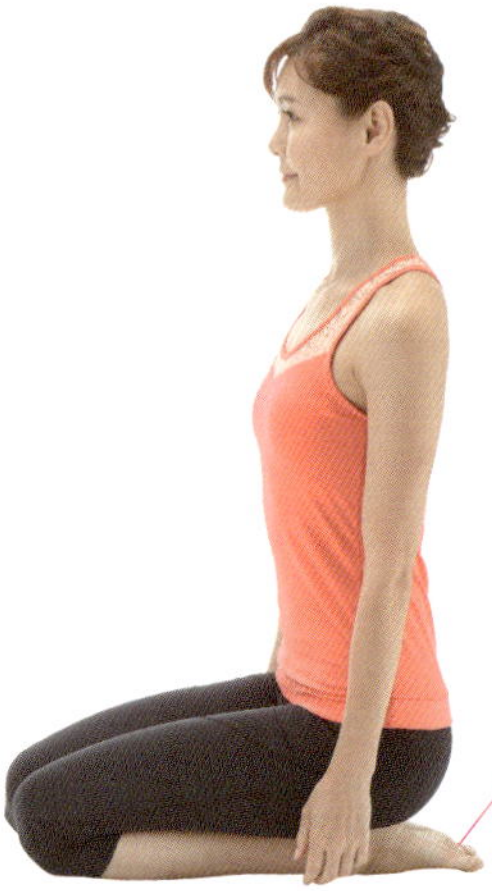

左右の足は
重ねず平行に

2

上体を前に倒し、
両腕と額を床につく

手を前に伸ばし
手のひらを床につける

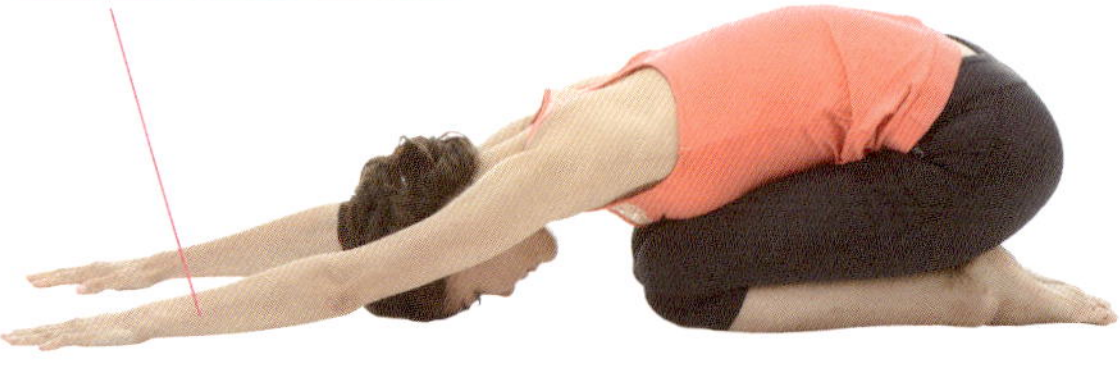

Attention!

首やひざの弱い方は無理に行わないでください。血圧の高い方、めまいを起こしやすい方は、少し落ち着いてから次のメニューへ。

3

お尻を上げ、
頭頂部を床につける

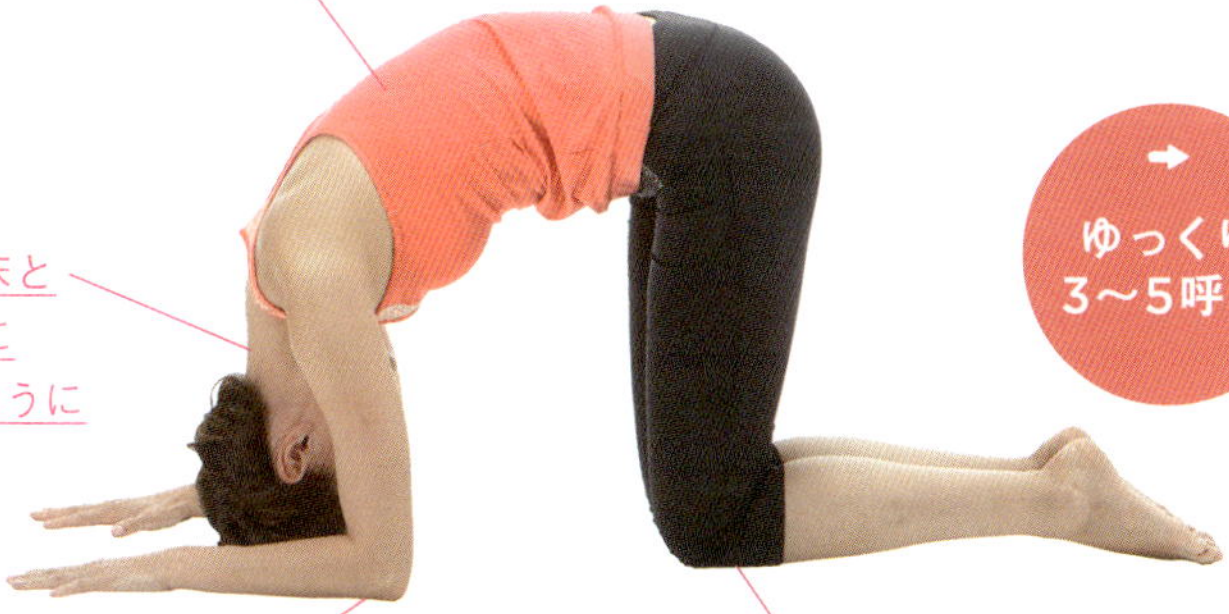
背骨を一つ一つ丸め
全体がほぐれるように
首が床と
垂直に
なるように
肩の真下に
ひじがくるように
ひじ、ひざの
角度は90度を目安に

→
ゆっくり
3〜5呼吸

chapter.1
chapter.2
chapter.3

できる人は

5

ひじを伸ばしたまま
腕を天井のほうに上げる

4

両手を床から離し、
腰の後ろで両手を組む

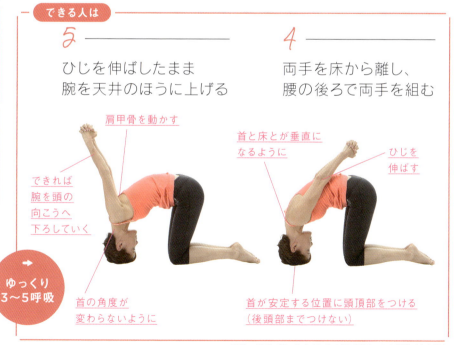

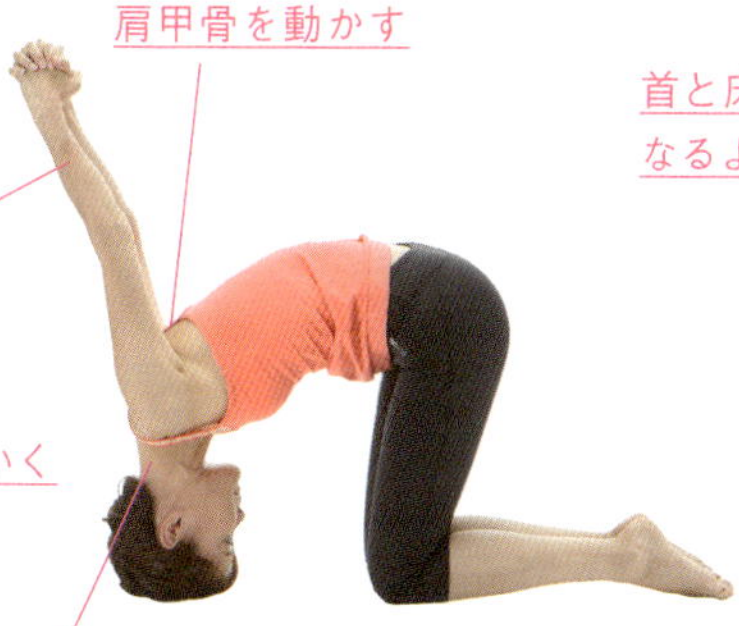
肩甲骨を動かす
できれば
腕を頭の
向こうへ
下ろしていく
首の角度が
変わらないように

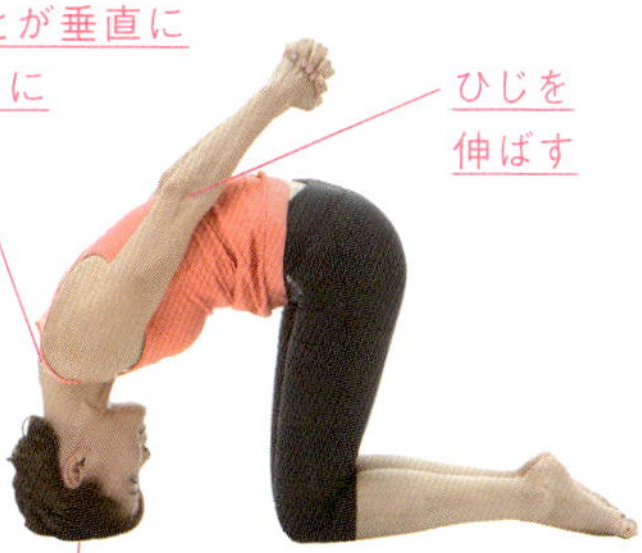
首と床とが垂直に
なるように
ひじを
伸ばす
首が安定する位置に頭頂部をつける
（後頭部までつけない）

→
ゆっくり
3〜5呼吸

※ゆっくりと（5・4・）3・2の順で戻り、2の体勢で少し休む

next!
基本メニュー④（P66）へ

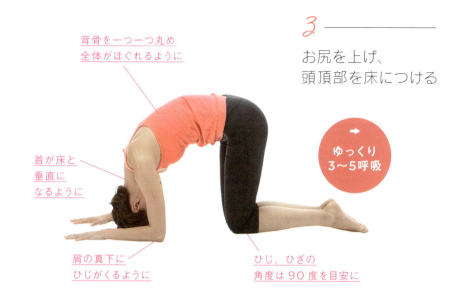

Basic Menu 4

基本メニュー
下半身上げ①

下半身は重力の影響で血流やリンパの流れが停滞しやすいところ。足を上げ、重力を逆転させることによって、滞りがちな〝流れ〟を助けます。

1

あお向けに寝て、ひざを立てる

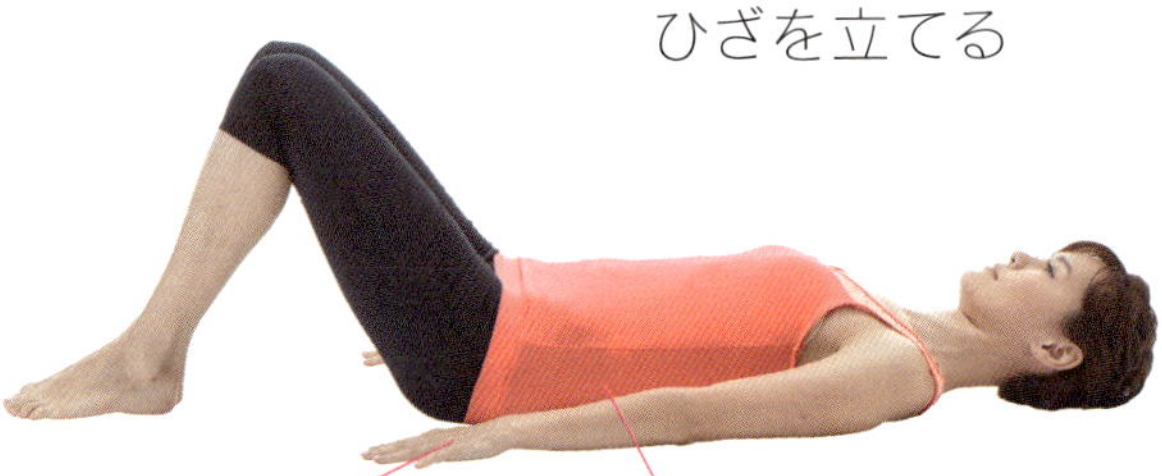
両手は体の横、
手のひらは床向きに
床と腰の間が
空きすぎないように
お尻の下に
タオルを入れてもOK
（腰がほぐれます）

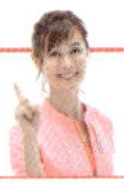

POINT

腰と床の間が空いている人はふだん反り腰気味かも。隙間がない人は丸まりやすい傾向があります。なめらかなS字湾曲を目指して！

効果

- ☑ 血液・リンパの流れを促進
- ☑ むくみ解消

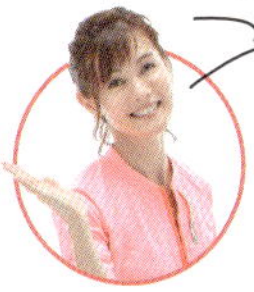

できる人は
P68 の下半身上げ②
「腰上げ→肩立ち」も
行ってください

2
ひざを曲げたまま両足を上げる

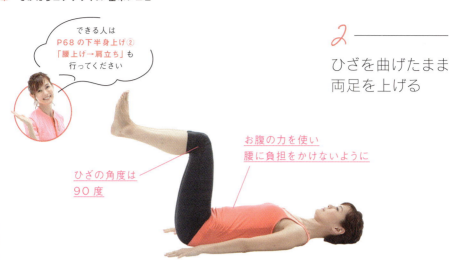

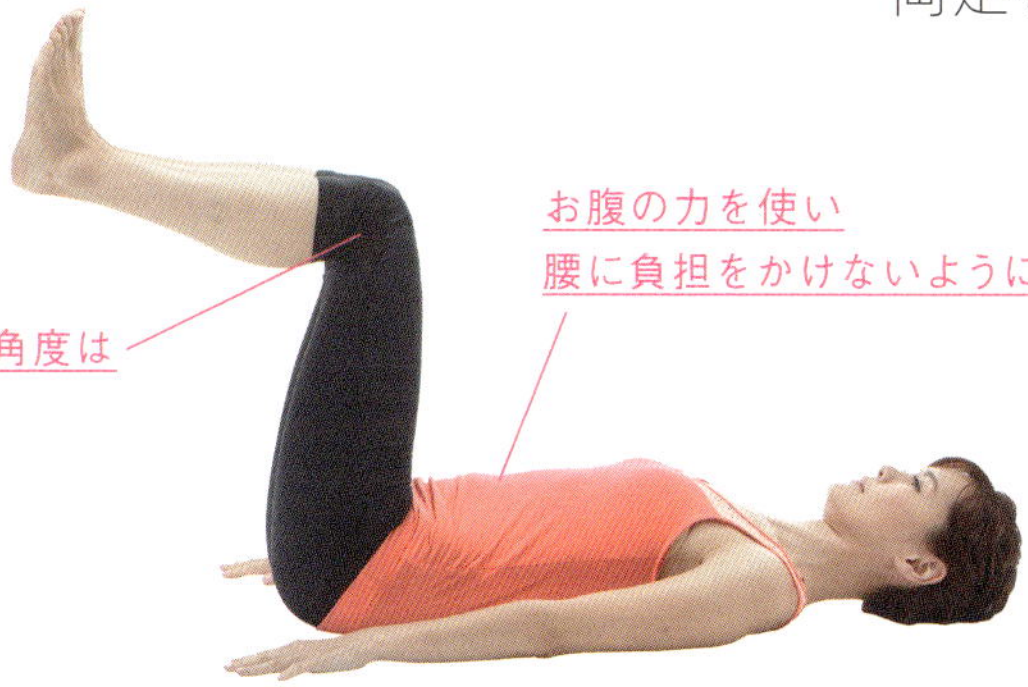

ひざの角度は
90 度

お腹の力を使い
腰に負担をかけないように

chapter.1
chapter.2
chapter.3

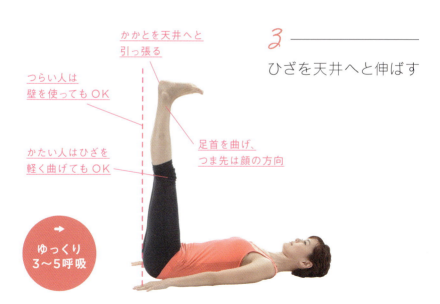

3
ひざを天井へと伸ばす

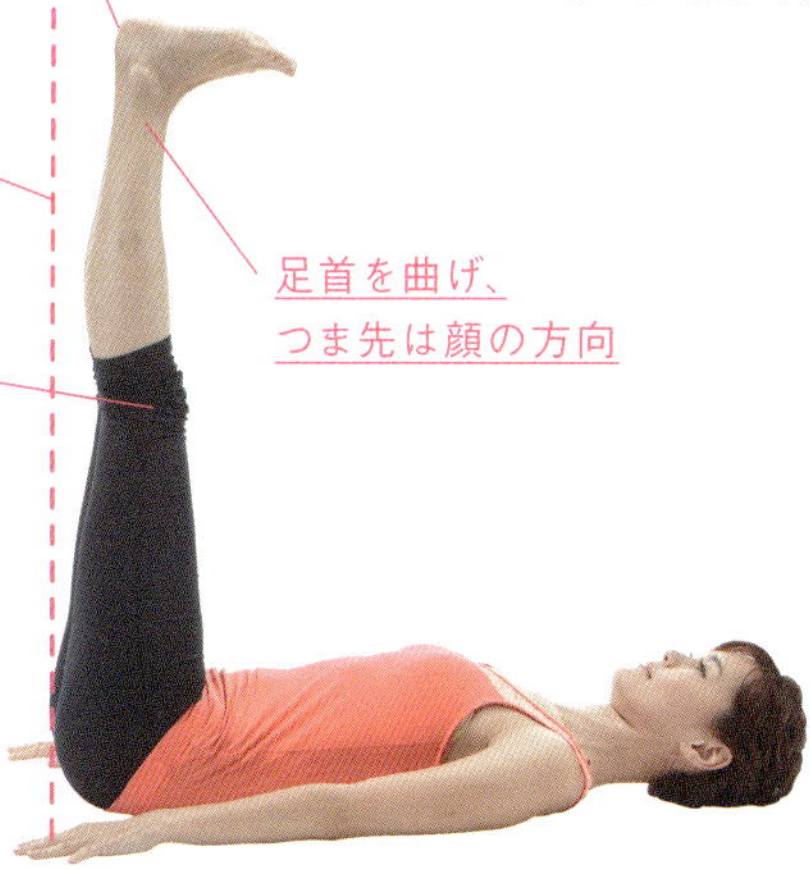

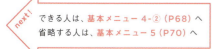

かかとを天井へと
引っ張る

つらい人は
壁を使ってもOK

かたい人はひざを
軽く曲げてもOK

足首を曲げ、
つま先は顔の方向

ゆっくり
3〜5呼吸

next!
できる人は、基本メニュー 4-②（P68）へ
省略する人は、基本メニュー 5（P70）へ

Basic Menu 4

基本メニュー
下半身上げ②（腰上げ～肩立ち）

できる人は、ヨガの女王ともいわれるポーズ「肩立ち」に挑戦し、下半身から体幹までの重力を逆転させましょう。

効果

- ☑ 血液・リンパの流れを促進
- ☑ 体幹強化

P67の

3

ひざを天井へと伸ばす

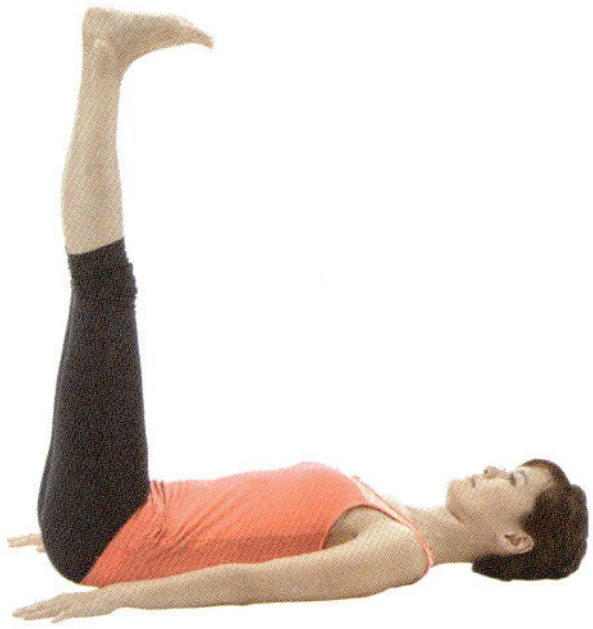

4

お尻を上げて
両手で腰を支える

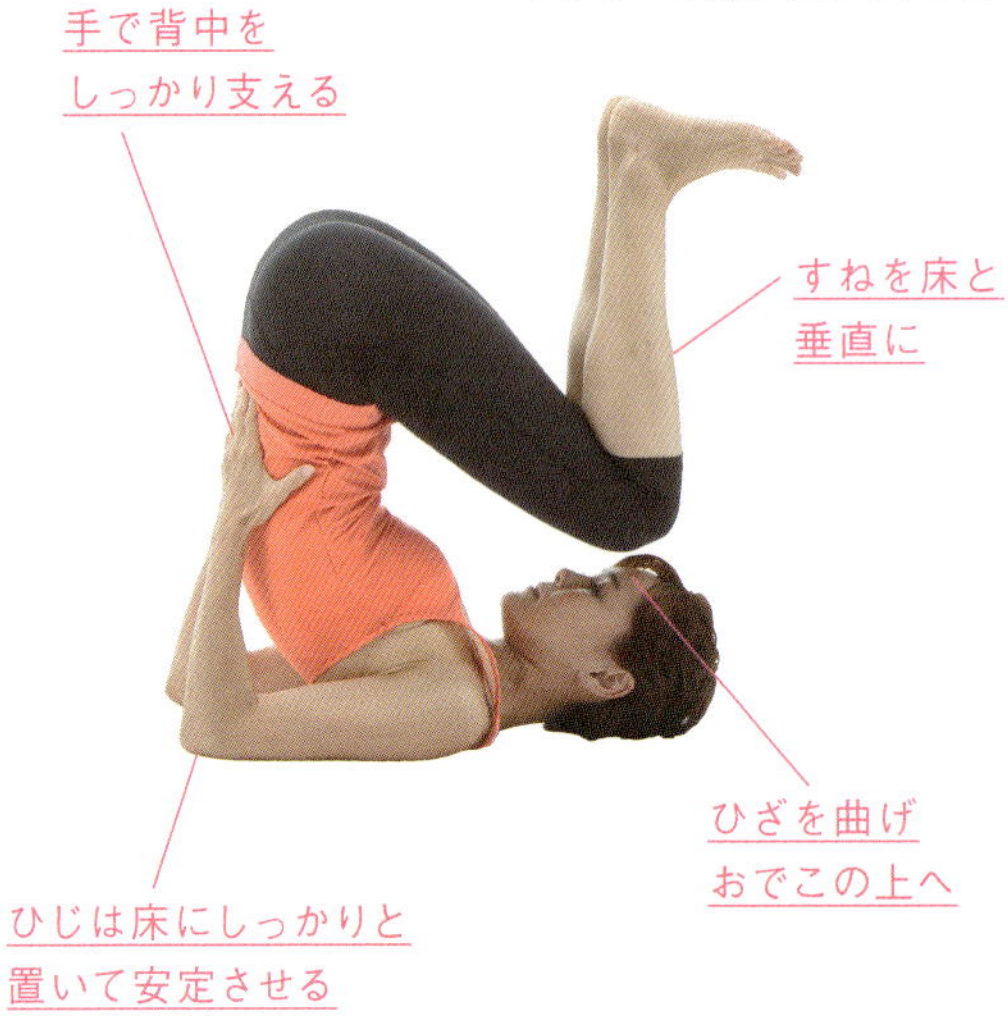
手で背中を
しっかり支える
すねを床と
垂直に
ひざを曲げ
おでこの上へ
ひじは床にしっかりと
置いて安定させる

Attention!

血圧や眼圧に不安のある方は無理に行わないでください。
首の痛い人もやらないでください。

chapter.1
chapter.2
chapter.3

5 ゆっくり足を上げていく

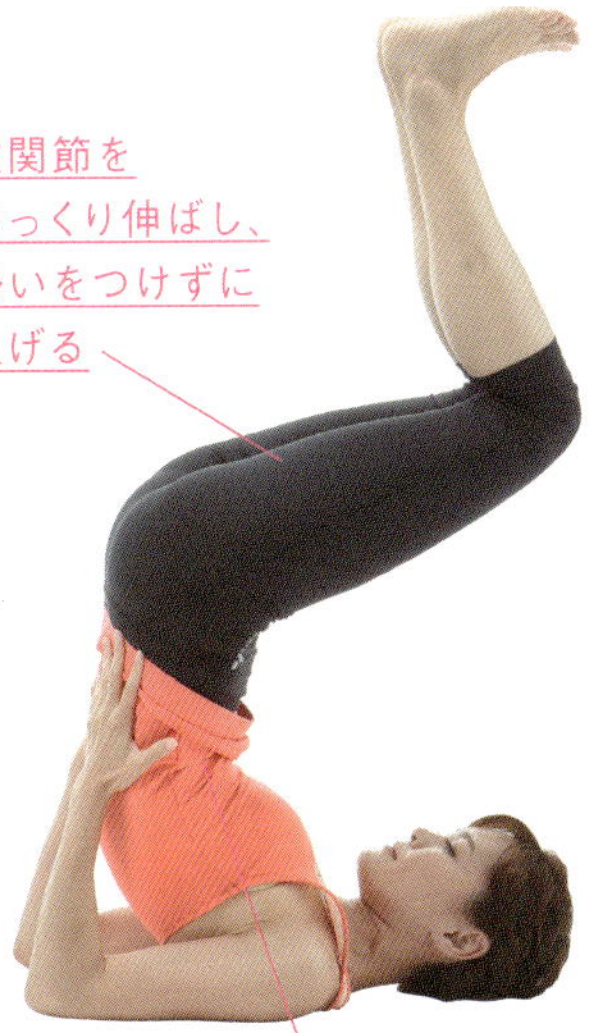

股関節をゆっくり伸ばし、勢いをつけずに上げる

お腹の力を使い体幹がぐらつかないようにしながらバランスをとる

6 足を垂直に伸ばす

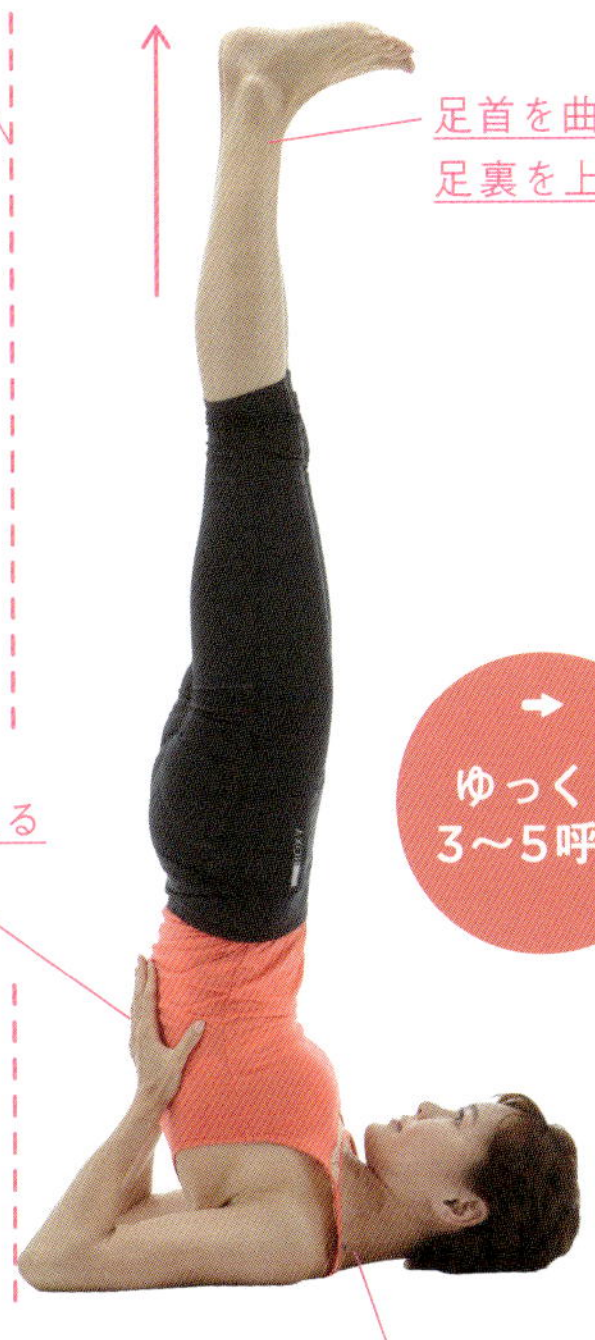

不安な人は壁を使ってもOK

足首を曲げ、足裏を上に向ける

手で背中をしっかり支える

首が横を向かないように注意

ゆっくり3〜5呼吸

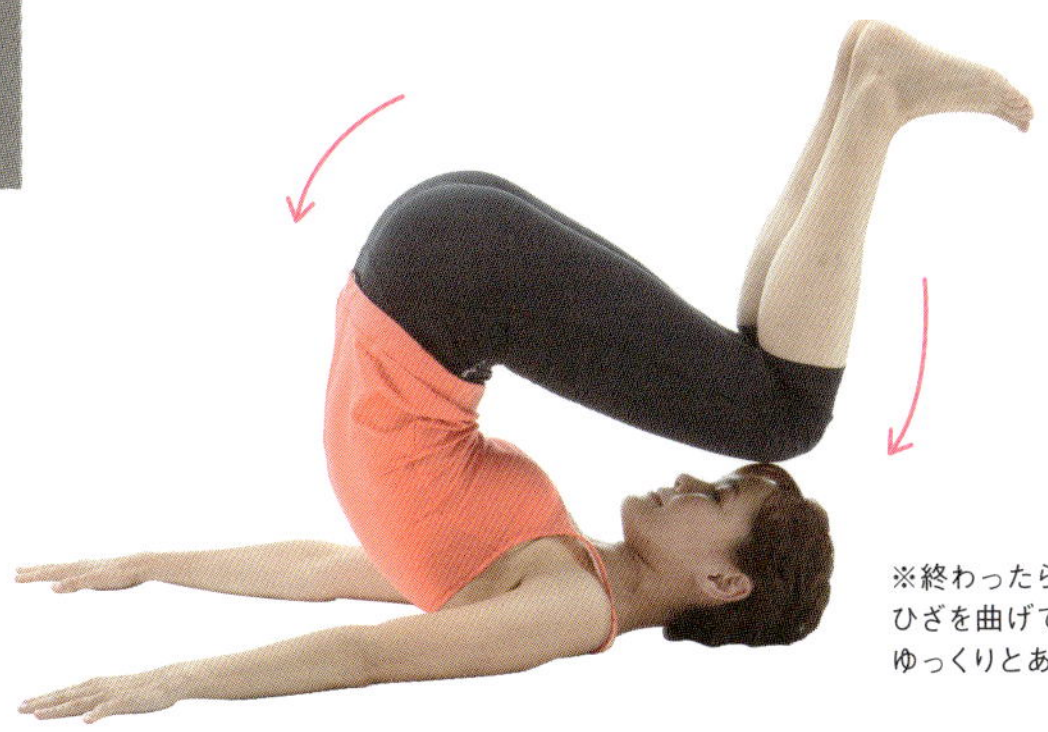

※終わったら、腕を床につき、ひざを曲げてからお腹の力を使ってゆっくりとあお向けの姿勢に戻ってください

next! 基本メニュー⑤（P70）へ

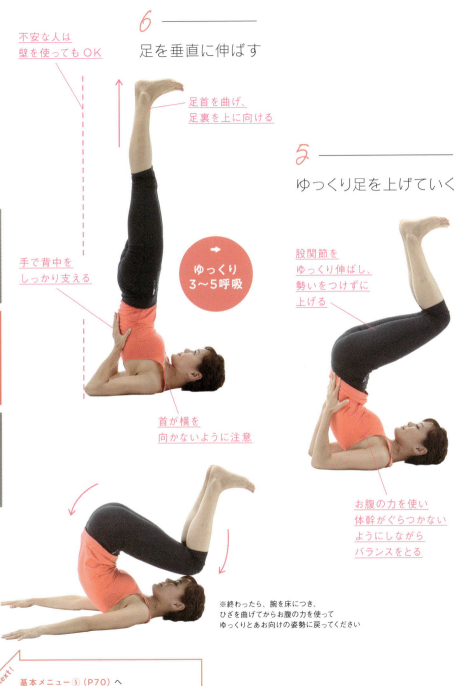

Basic Menu 5

基本メニュー リラックス（重力に身を委ねる）

全身にかかっている重力を逆転させたあとは、リラックスして重力に身を委ねます。体を気持ちよく伸ばしてから、ゆったりとした深い呼吸を繰り返しましょう。

効果

- ☑ 体を伸ばし心身の緊張をとる
- ☑ エネルギー補充

1

両手両足を伸ばして
大きく伸びをする

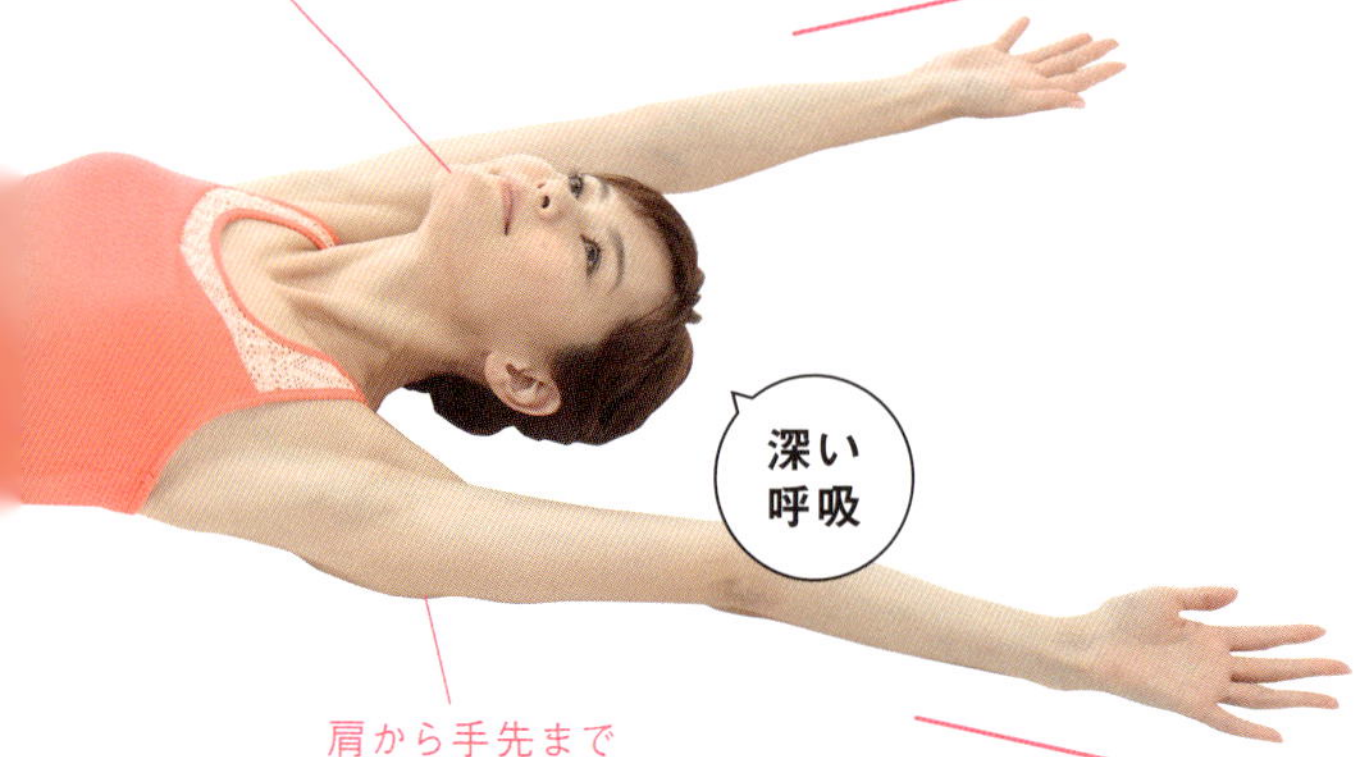
あごを上げ
肩立ちで縮んだ
喉の周りを
伸ばして解放
深い
呼吸
肩から手先まで
大きく伸ばす

2

腕を体の横に下ろし
全身の力を抜いてリラックス

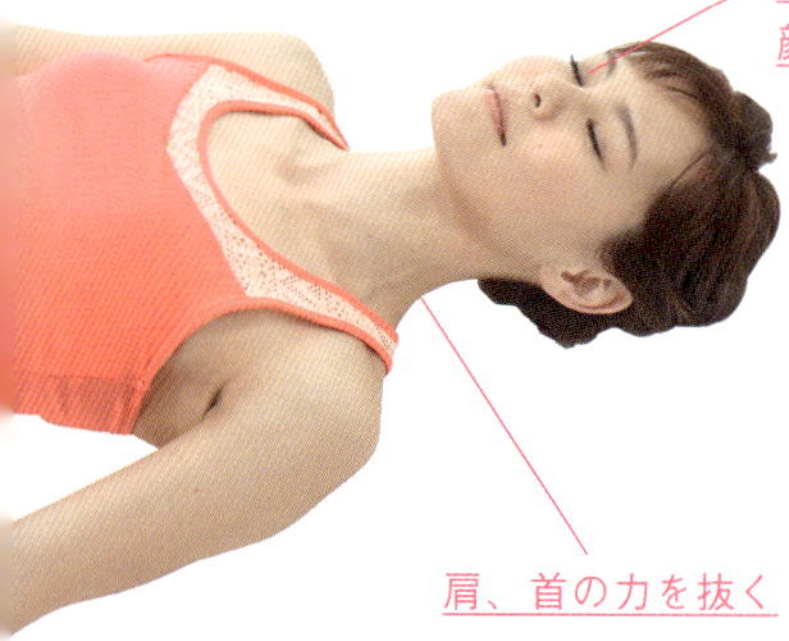
目を閉じて
顔の力を抜く
肩、首の力を抜く

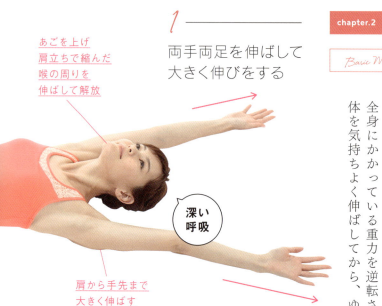

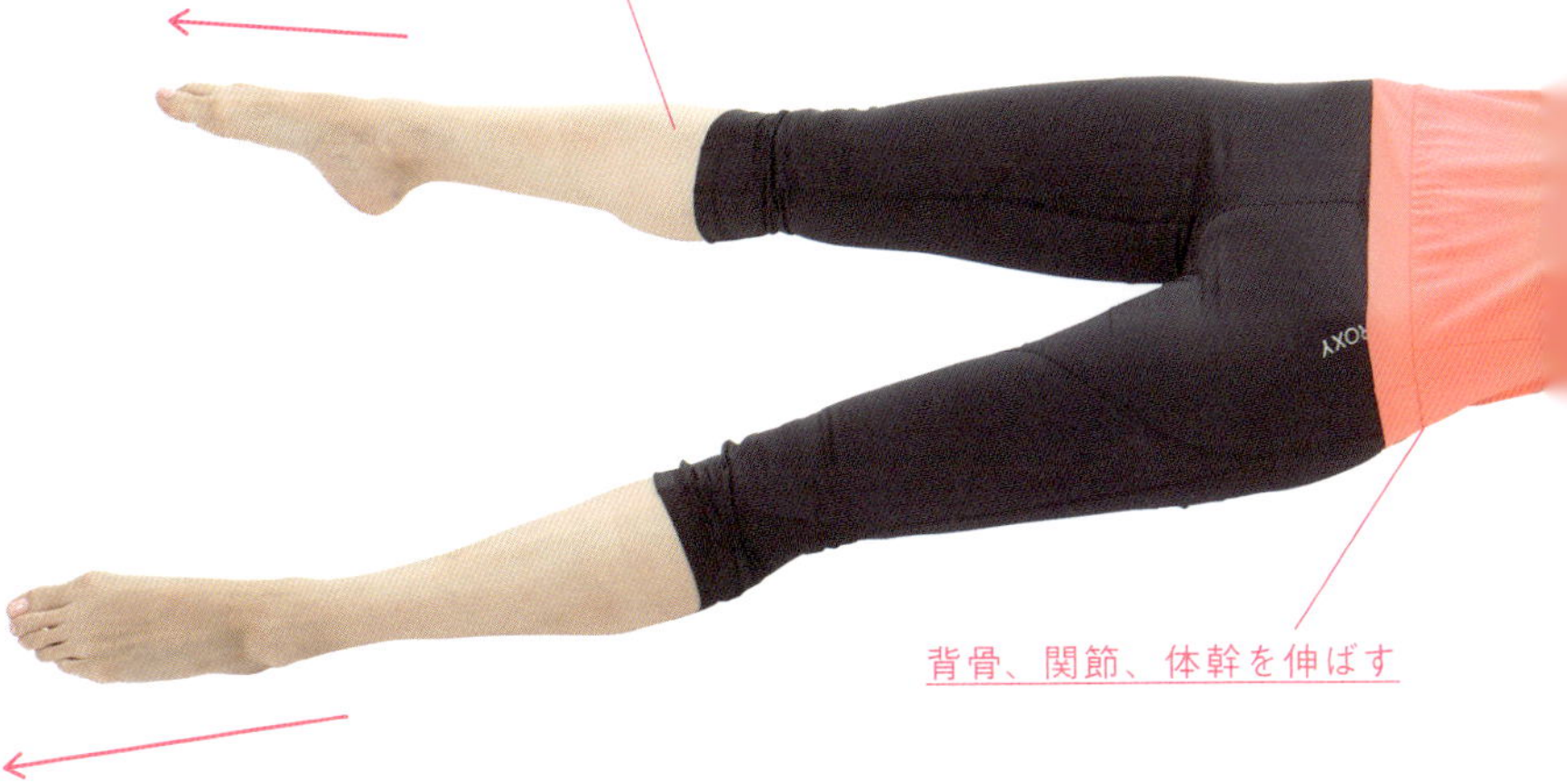
つま先から股関節まで
大きく伸ばす
背骨、関節、体幹を伸ばす

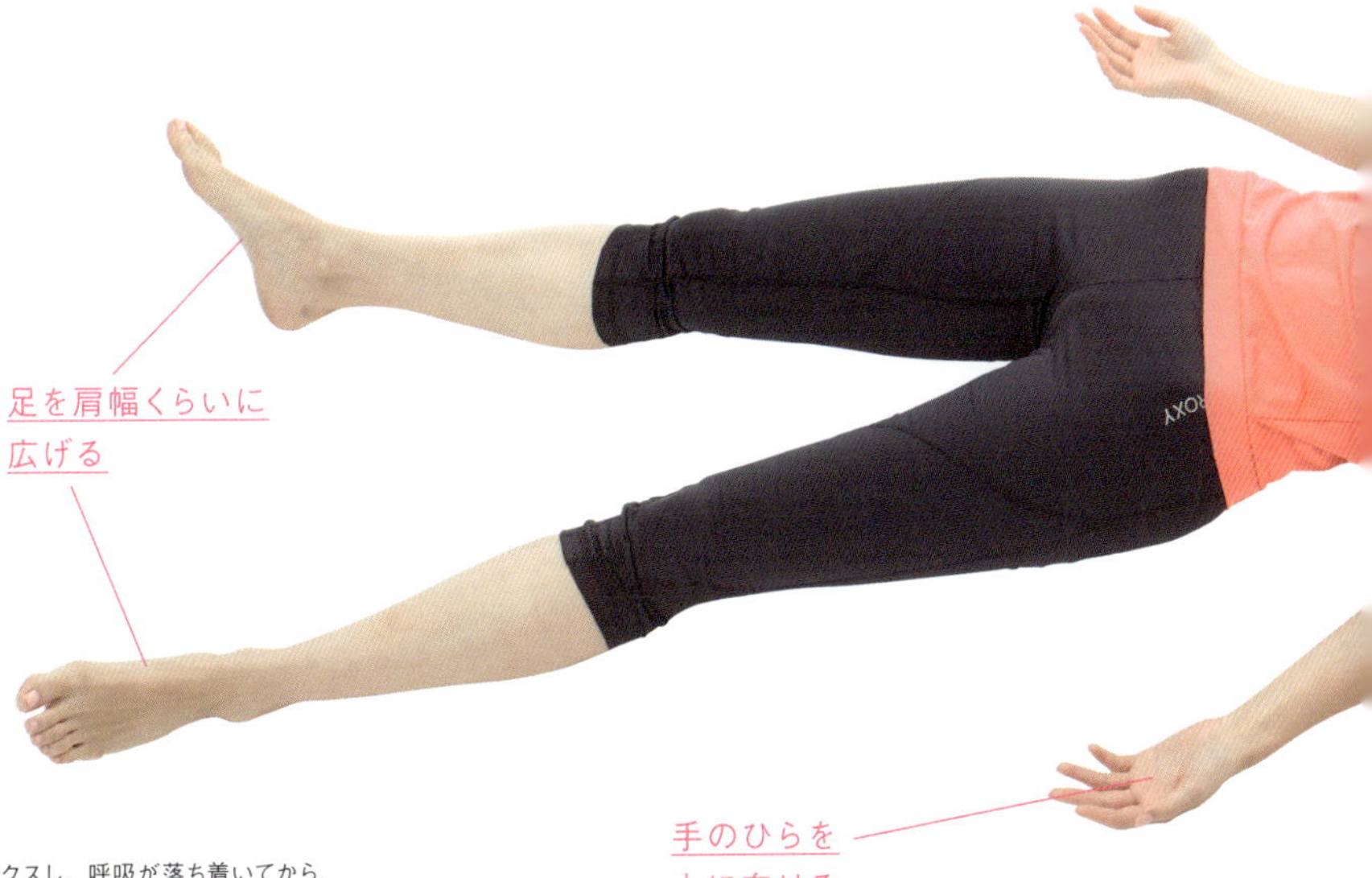
足を肩幅くらいに
広げる
手のひらを
上に向ける

※十分にリラックスし、呼吸が落ち着いてから、
頭が最後になるようにゆっくりと起き上がりましょう

Experience

Vol.3

「さかだちエクササイズ」
喜びの声

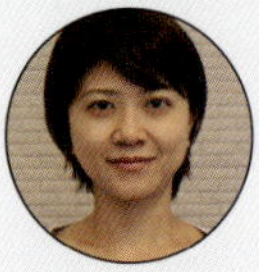

城《きずき》　さやかさん(36才)

悩んでいた肩こりがスッキリ！
体のかたい私でもできた！

私はここ数年、慢性的な肩こりが気になっていました。今は専業主婦なので、子どもと家で遊んでいる時などは身体が縮こまりがちで、疲れを感じることがあります。

さかだちを分けて行うというエクササイズを聞いたのは初めてで、とても興味を持ちました。体のかたい私にもできそうだと感じ、ワクワクしながら「さかだちエクササイズ」を行いました。

ほんの数分行うだけで、体に血がめぐっていくのが実感できました。特に首と肩周りがとてもスッキリして、頭も軽くなりました。視界がスッキリするような感覚もあります。

疲れて帰ってきたときにこのエクササイズを行ったら、体が全体的に軽くなり、その後の家事にすぐに取りかかることができました。また、寝る前に行うとリラックスできて寝付きが良くなるような感じがします。

継続することでより効果が実感できると思うので、しっかりと続けていきたいと思います。

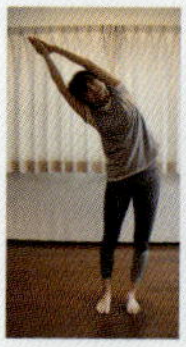
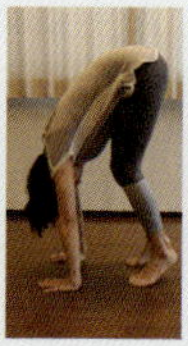
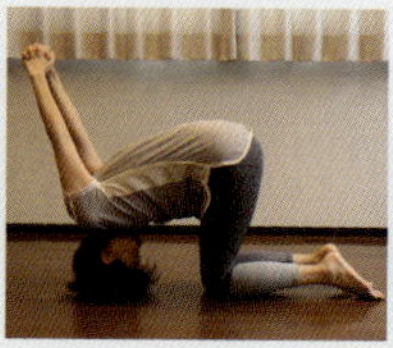
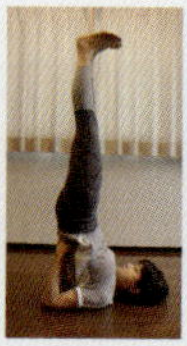
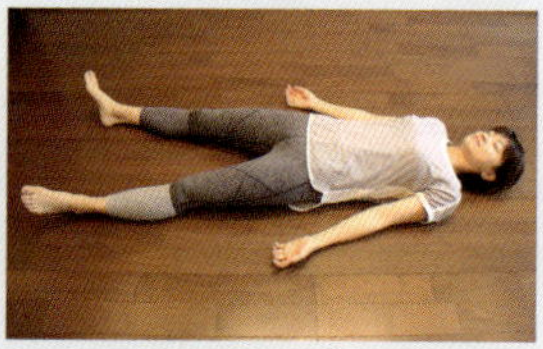

chapter.3 / 第3章

基本メニューにプラス！
お悩み別 エクササイズ

基本のエクササイズに加えれば、
効果倍増のお悩み別メニューをご紹介。
その日その時の体調やお悩みに合わせて
まずは気軽に行ってみてください。

SAKADACHI EXERCISE

chapter.3

Menu 1

肩こり

MENU ①

肩こりの原因は、首、肩関節、肩甲骨、背中周りのかたさ。このエクササイズで血流を促し、こりをほぐせば、重力がのしかかった重みがスッキリ軽く！椅子に座ってできるので、仕事や家事の合間に行ってください。

効果

☑ **関節がほぐれ、リンパ液の流れがよくなる**

1

椅子に浅く座り、
左右の腕を
体の前でクロス

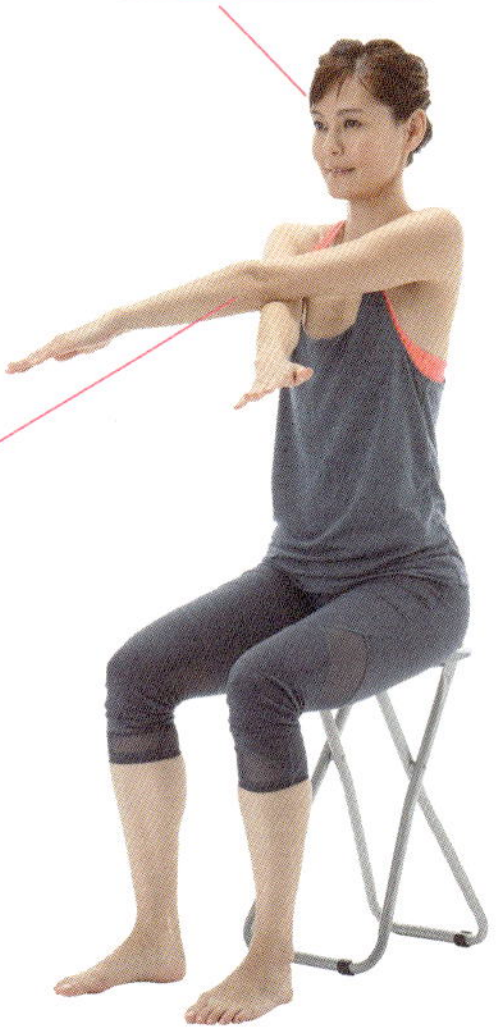

少し前かがみになると
腕が伸びやすい
上腕で深く
交差する

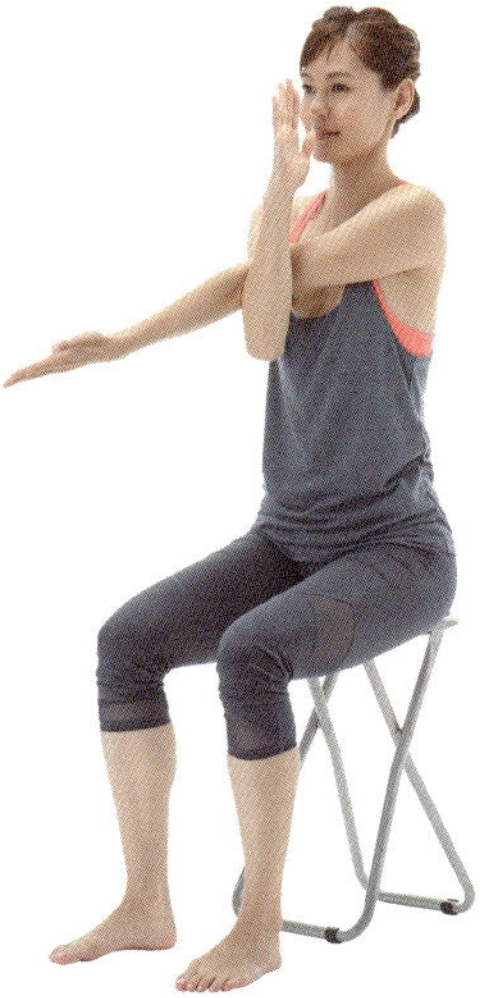

2

下側の腕のひじを
曲げる

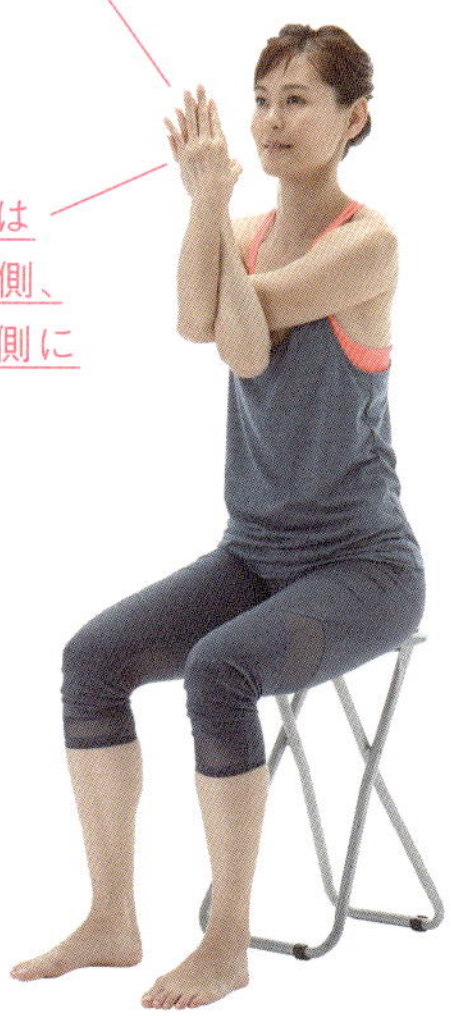

手の甲で
合わせてもOK
合掌の手は
親指が顔側、
小指が外側に

3

もう一方の
ひじも曲げ、
両手のひらを
顔の前で
合わせる

かたい人は

両手が組めない人は、腕を深く交差させ、肩甲骨付近をつかんで行いましょう（左右同様に）。

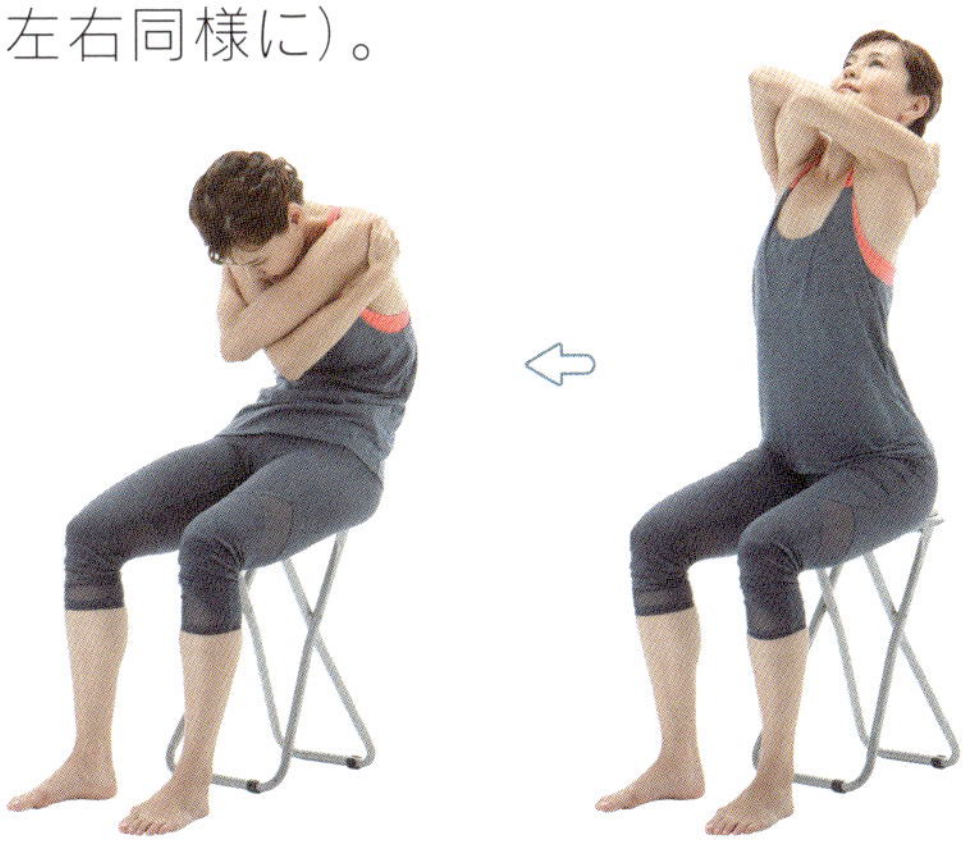

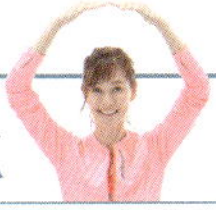

OK

肩甲骨周りの褐色脂肪細胞に働きかけると、脂肪燃焼効果も期待できます！

左右それぞれ3〜5回繰り返す

3

息を吐きながら、ひじを下げ背中を丸める

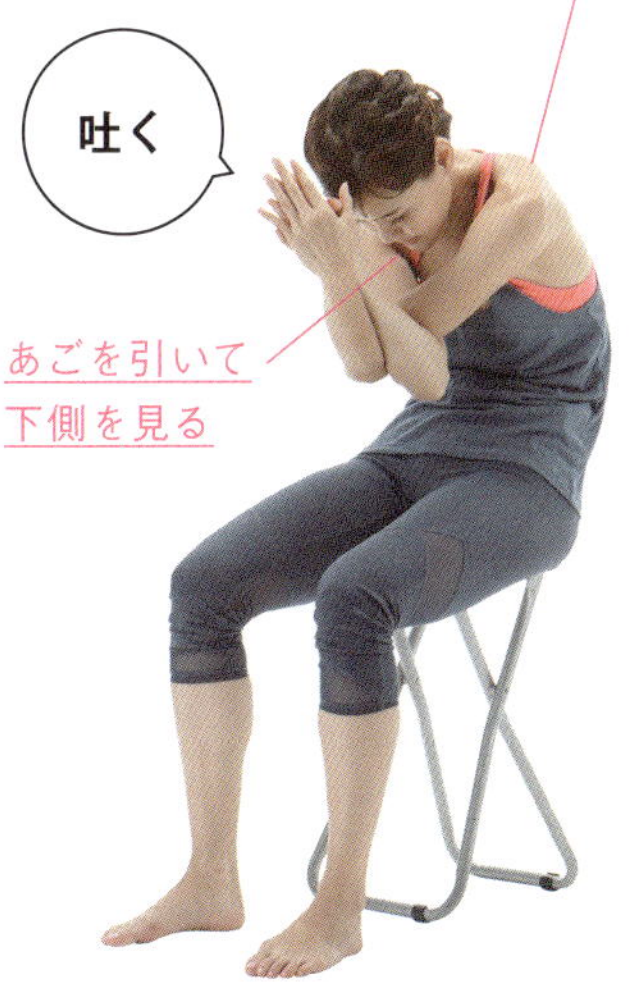
骨盤も動かし
背骨全体を丸める
吐く
あごを引いて
下側を見る

4

息を吸いながら、ひじから先を上に上げる

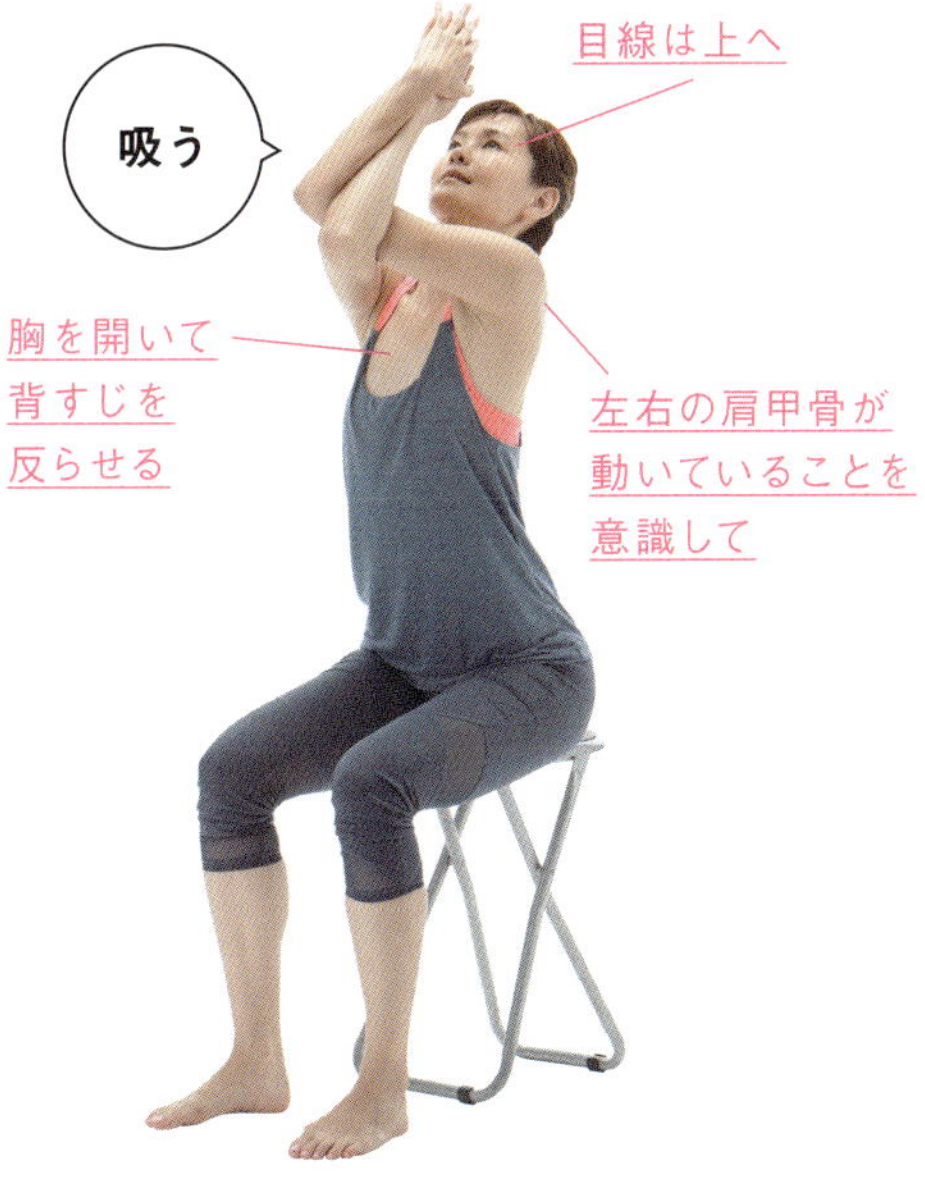
目線は上へ
吸う
胸を開いて
背すじを
反らせる
左右の肩甲骨が
動いていることを
意識して

Menu 2

MENU ② 姿勢の崩れ

猫背や反り腰の人の多くは、背骨のカーブや骨盤の角度が崩れがちです。このエクササイズは、背骨の柔軟性改善に効果的。背骨を一つ一つ動かすイメージで丁寧に行いましょう。

効果

- ☑ 自律神経を整える
- ☑ 肩こり、腰痛の緩和

1

両手と両ひざをつけて、
四つん這いになる

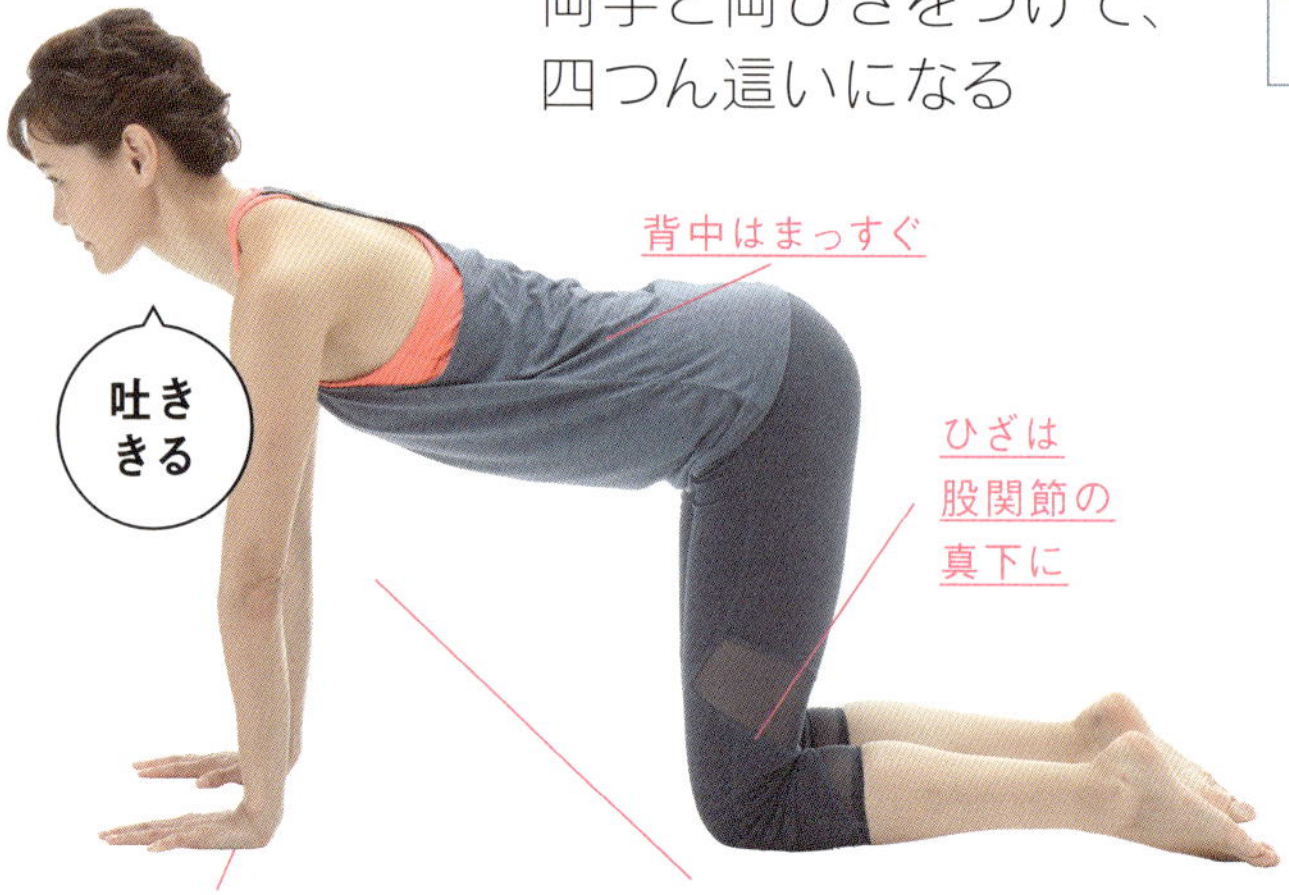
吐ききる
背中はまっすぐ
ひざは股関節の真下に
手首が肩の真下にくるように
ひじは外側に向けて（少し緩めてもOK）

2

ゆっくりとあごを
上げて、腰、背中、首を
カーブさせる

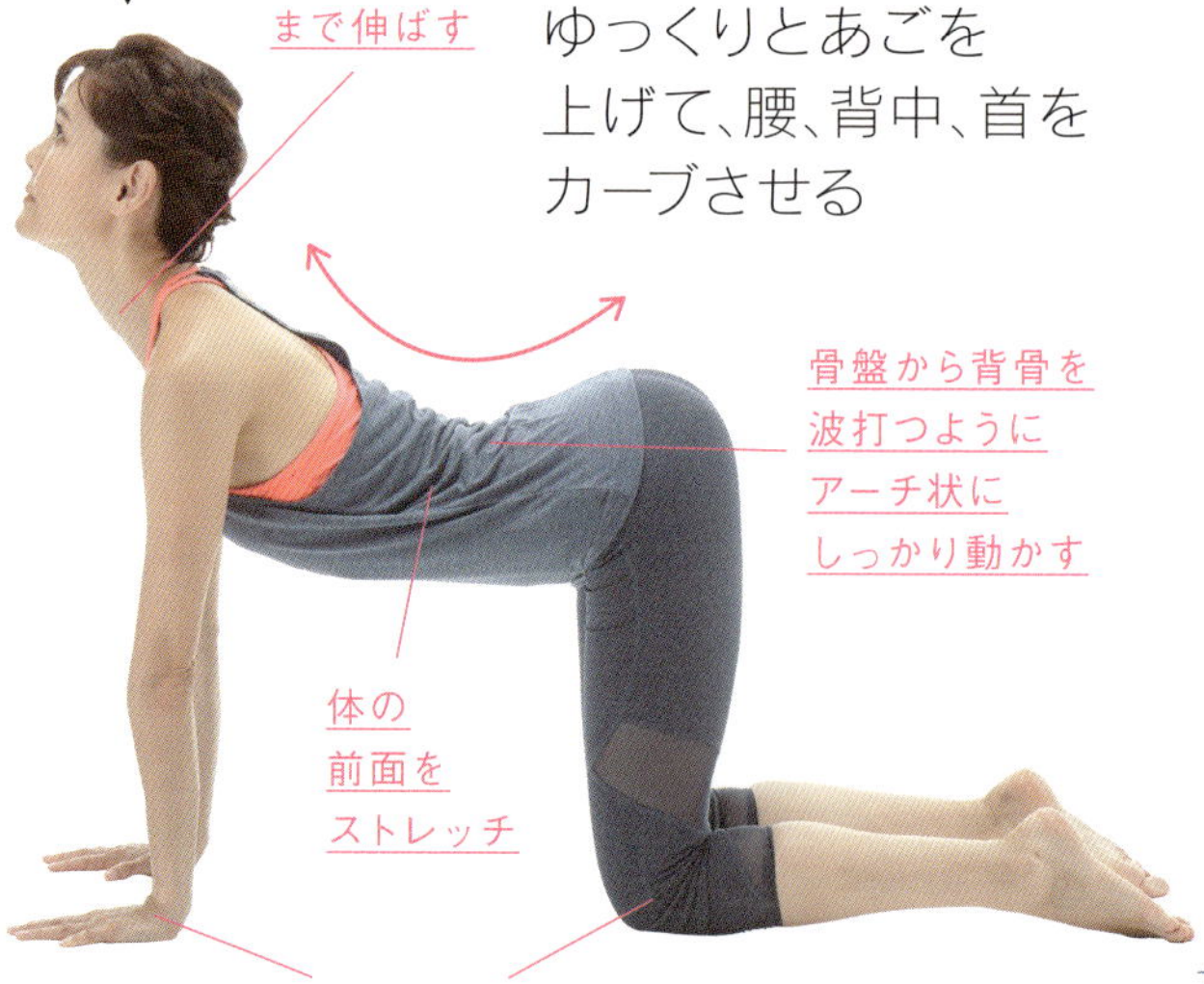
吸う
喉の周りまで伸ばす
骨盤から背骨を波打つようにアーチ状にしっかり動かす
体の前面をストレッチ
手、ひざで体を支える

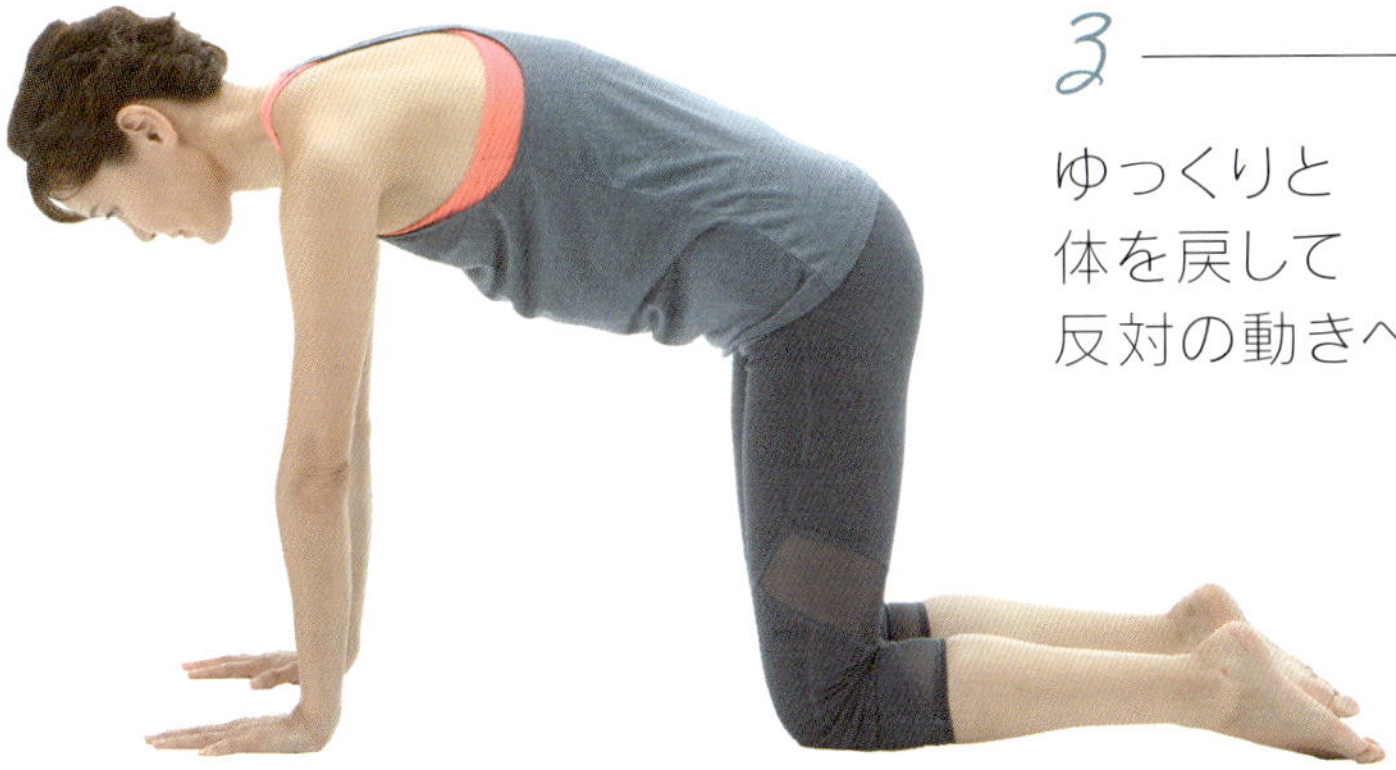

3

ゆっくりと
体を戻して
反対の動きへ

4

骨盤から背骨全体を
一つ一つ丁寧に丸める

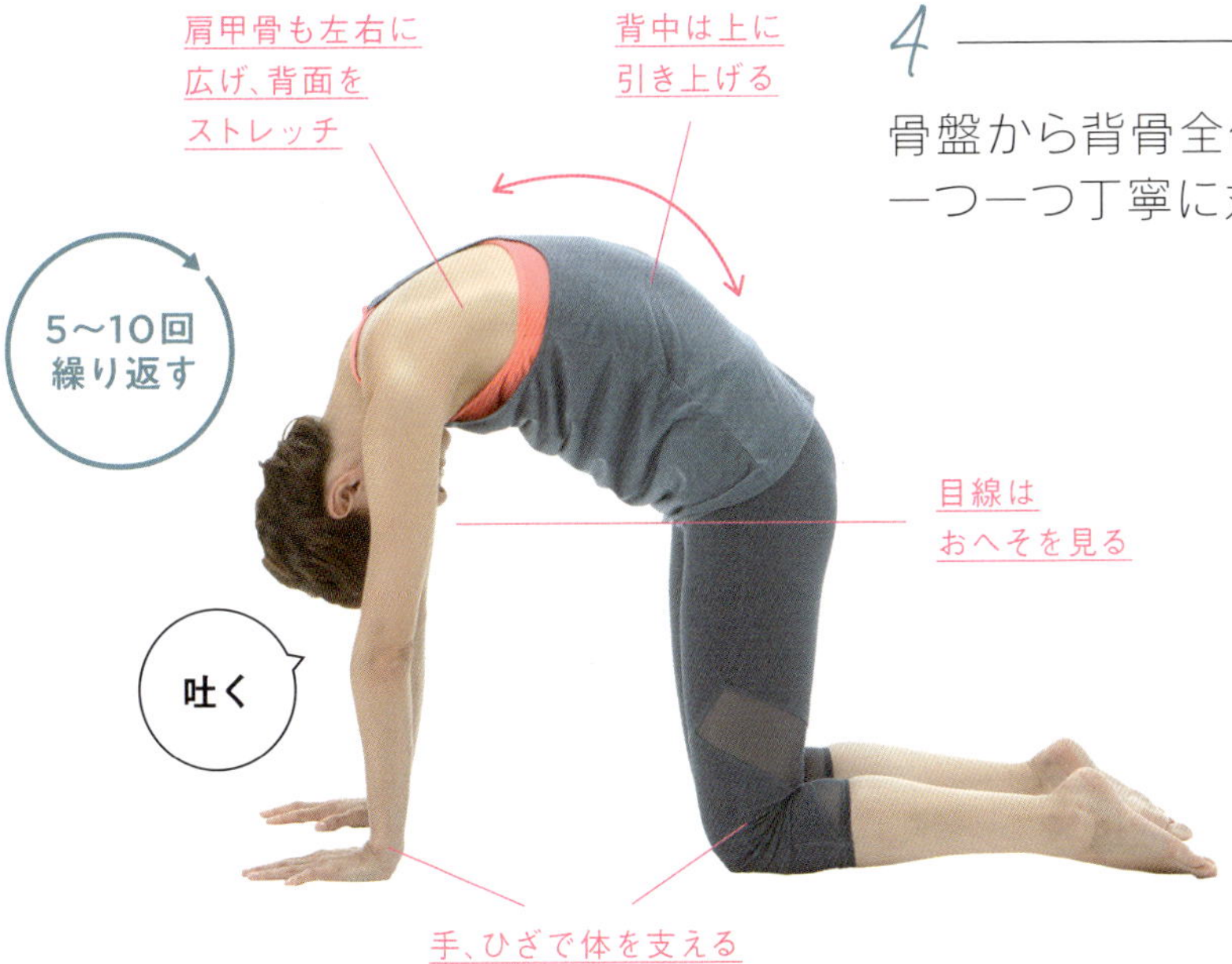
肩甲骨も左右に
広げ、背面を
ストレッチ
背中は上に
引き上げる
5～10回
繰り返す
目線は
おへそを見る
吐く
手、ひざで体を支える

Menu 3

ぽっこりお腹

MENU ③

たるみがちなお腹周りを下から引き上げて、引き締めるエクササイズ。全身を一直線に保つことで、体幹を鍛えることができます。キープ時間は短くてもいいので、正しい姿勢を意識しましょう。

効果

☑ 体幹、背筋、腕の筋肉を強化

1

四つん這いになり、肩の真下にひじをつけて準備する

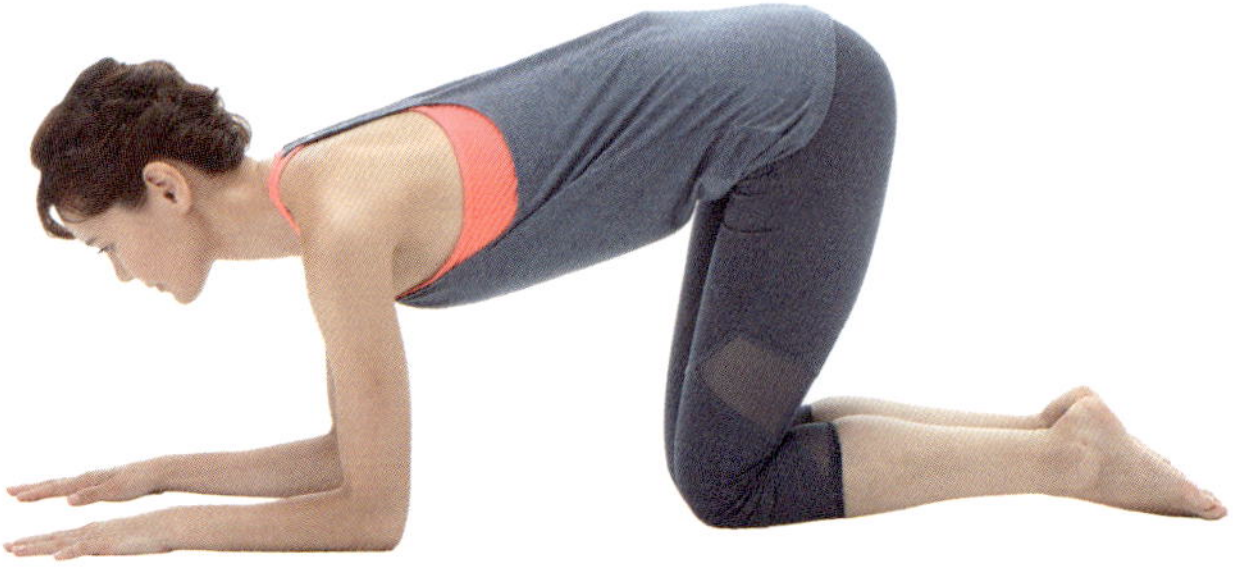

2

ひじの位置をキープしたまま、両手の指を組み三角形をつくる

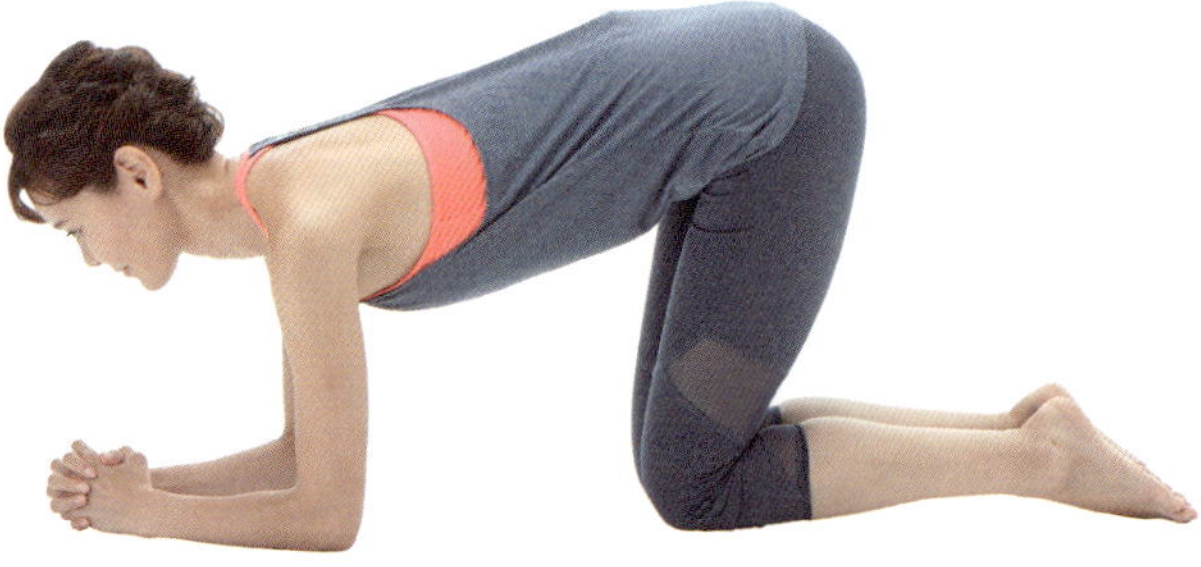

3

両腕で体を
安定させ、
片足ずつつま先を
立てて後ろに引く

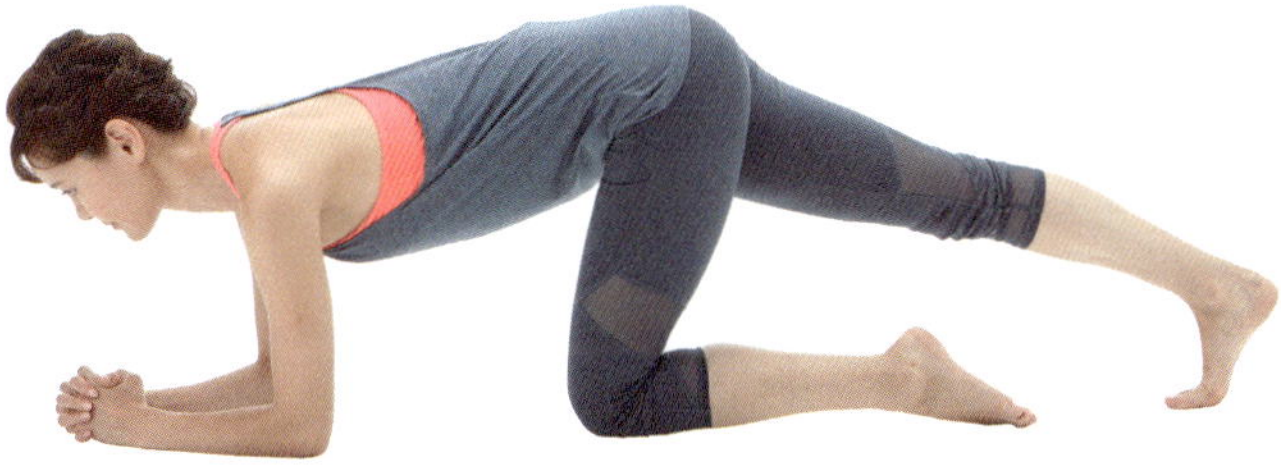

4

両足のつま先を床に
しっかりとつき、
頭とかかとを一直線に

➡
15〜30秒
キープ

NG

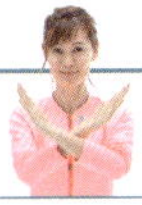

お尻が落ちるのはお腹の力が
抜けている証拠です。腹筋を意識
して腰に負担がかからないように。

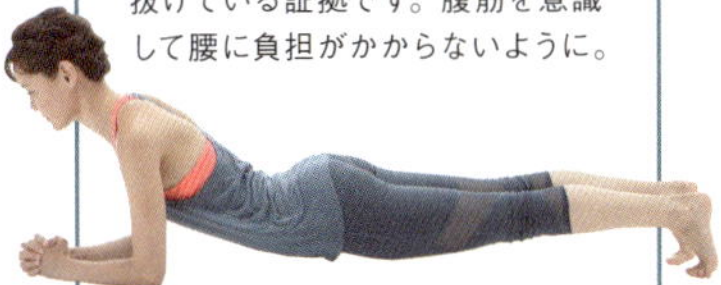

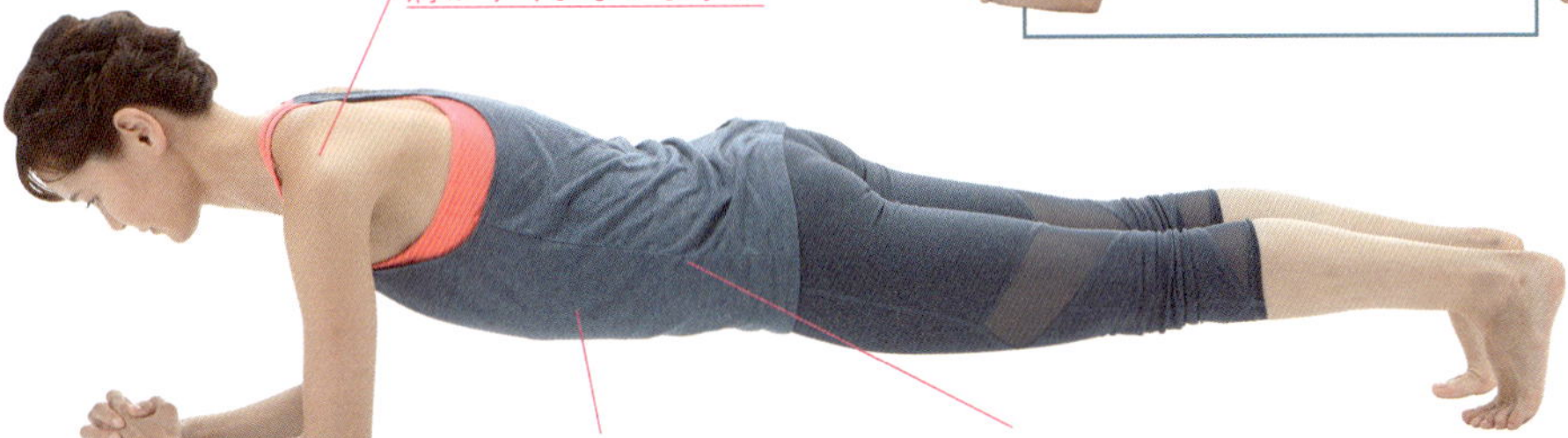
肩がすくまないように
お腹が
下がらないように
お腹が上がって、
くの字にならないよう背筋も意識

きつい人は

ひざを床につけて行うと、負荷が軽くなります。

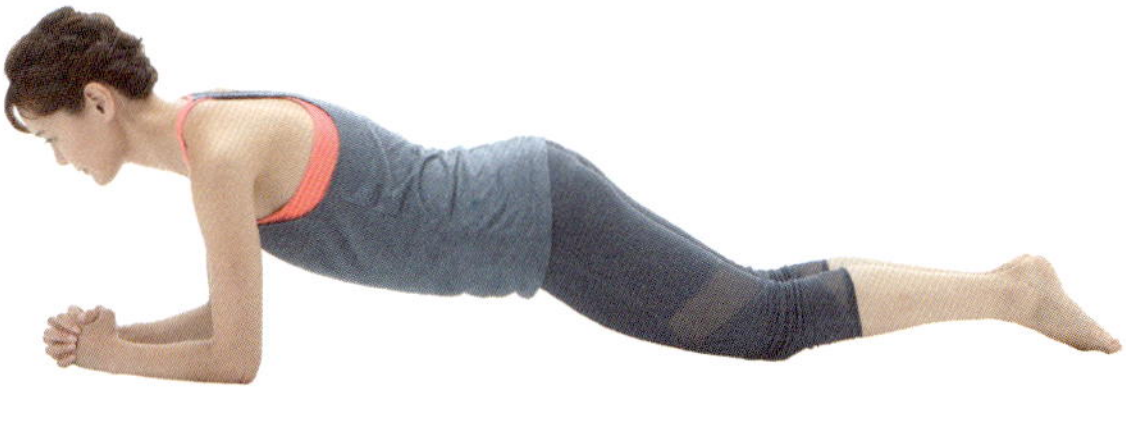

chapter.3

Menu 4

背中のハミ肉

MENU 4

ふだん体の前側は意識しても、背中側は油断しがち。たるんではみでてしまう背中のお肉を、背筋を鍛えて引き締め、美しい背中のラインに。

効果

☑ 二の腕と下半身の引き締め

1

うつぶせに寝る

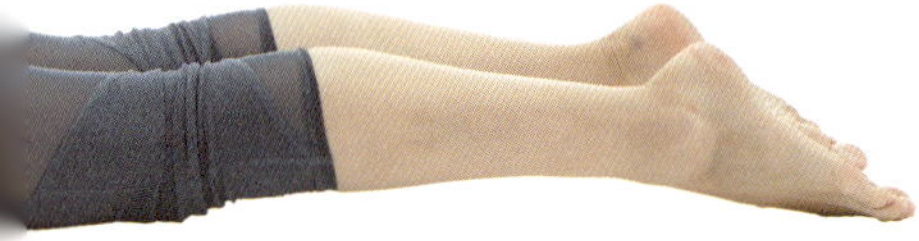

両足をくっつけて
かかとが離れないように

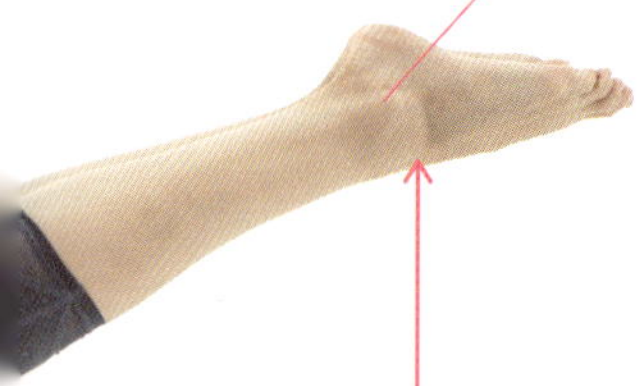

2

上半身と下半身を
ゆっくり持ち上げる

両足をくっつけて
広がらないように

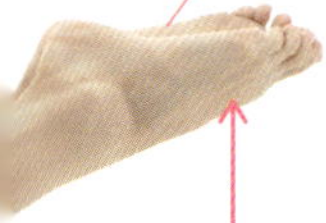

3

上半身と下半身を
さらに持ち上げる

5〜10秒
キープ

2回
繰り返す

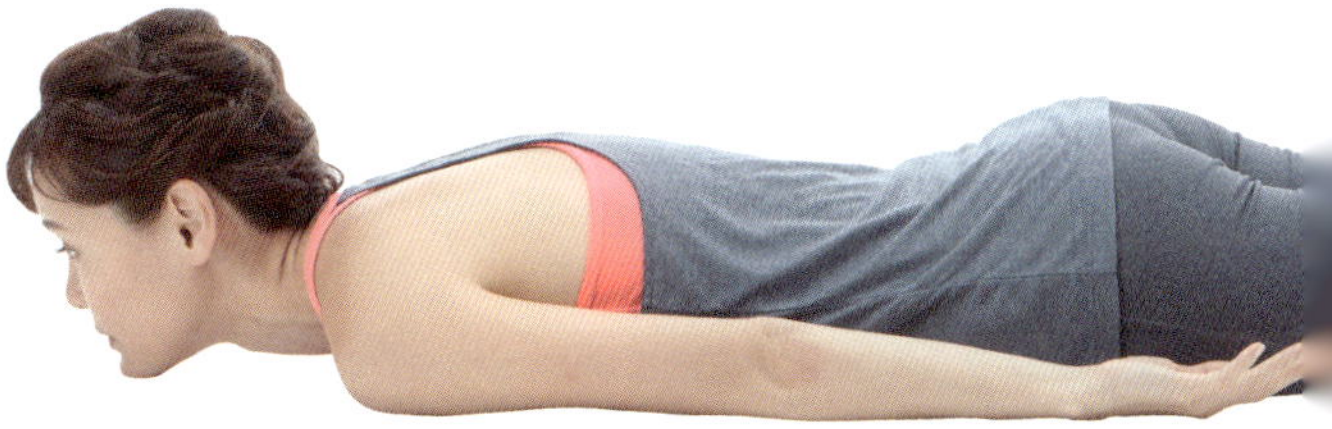

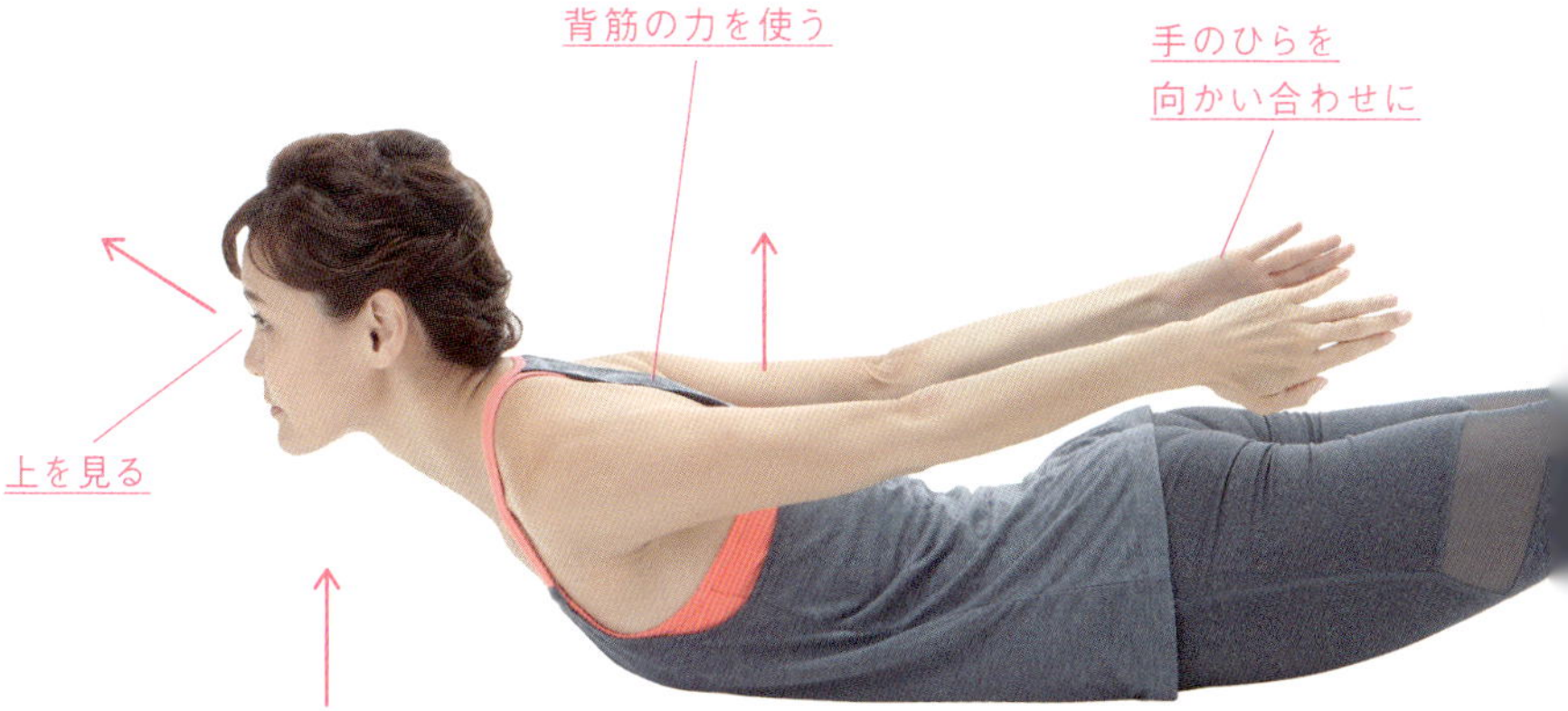
背筋の力を使う
手のひらを
向かい合わせに
上を見る

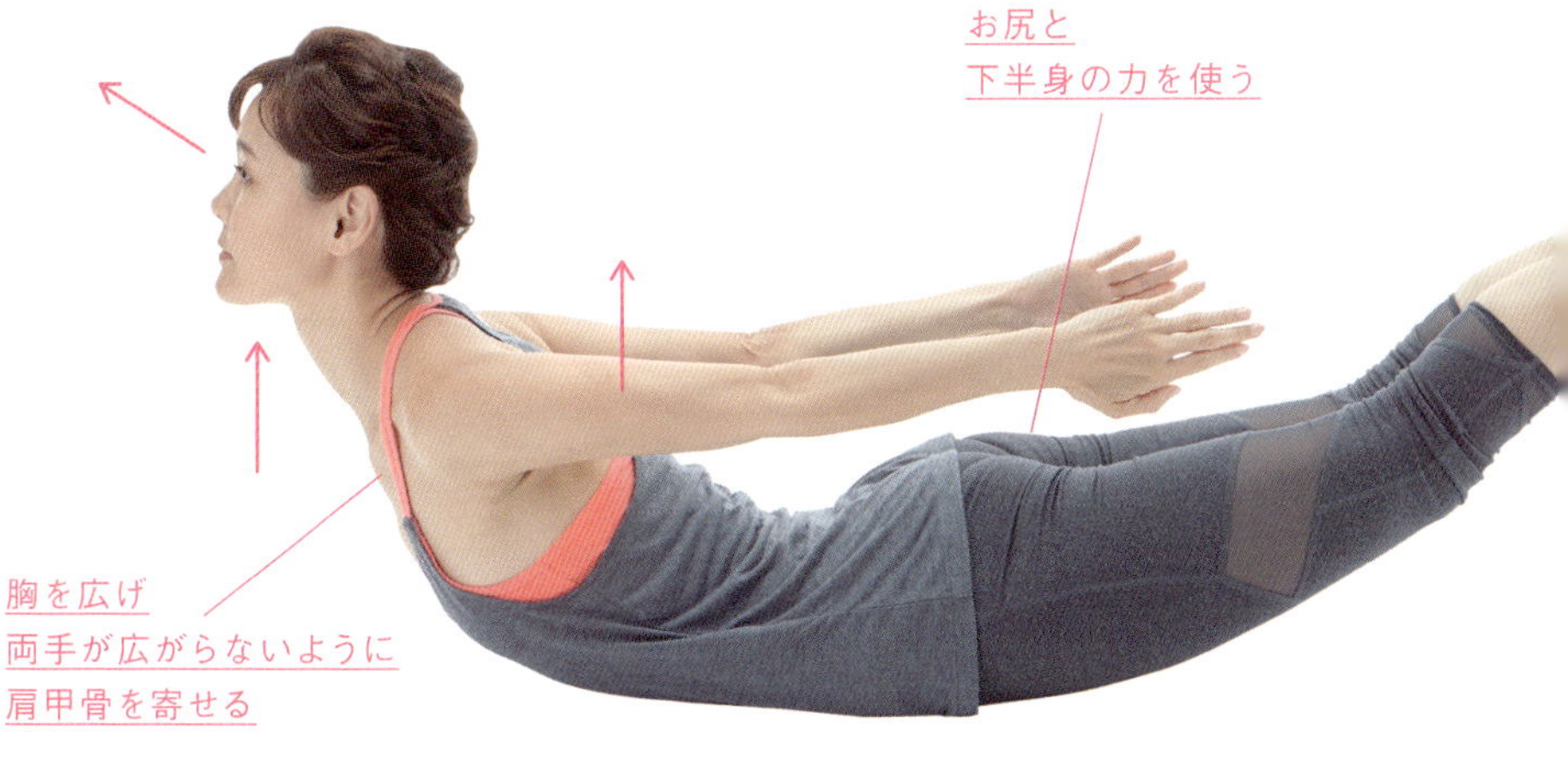
お尻と
下半身の力を使う
胸を広げ
両手が広がらないように
肩甲骨を寄せる

chapter.3

Menu 5

冷え

MENU 5

冷えの主な原因は血行不良と筋肉不足。ふくらはぎと太ももから全身の筋肉を刺激することで、血液を心臓に押し上げるポンプ機能を促進し、冷え改善を図ります。つま先立ちで、重力の反対方向へ繰り出そう！

効果

☑ 血流促進により全身ポカポカに

1

腰幅に立ち、
かかと重心でつま先を
上げてから下ろす

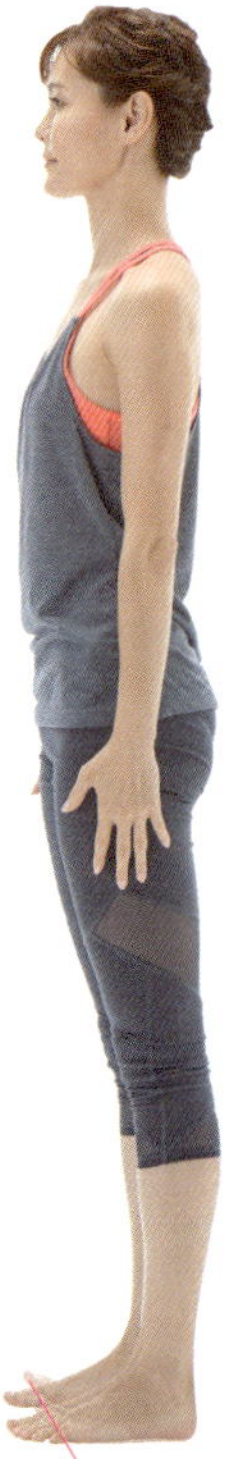
足の指をすべて開き、
つま先を上げる

2

ゆっくり、かかとと
両手を上に上げていく

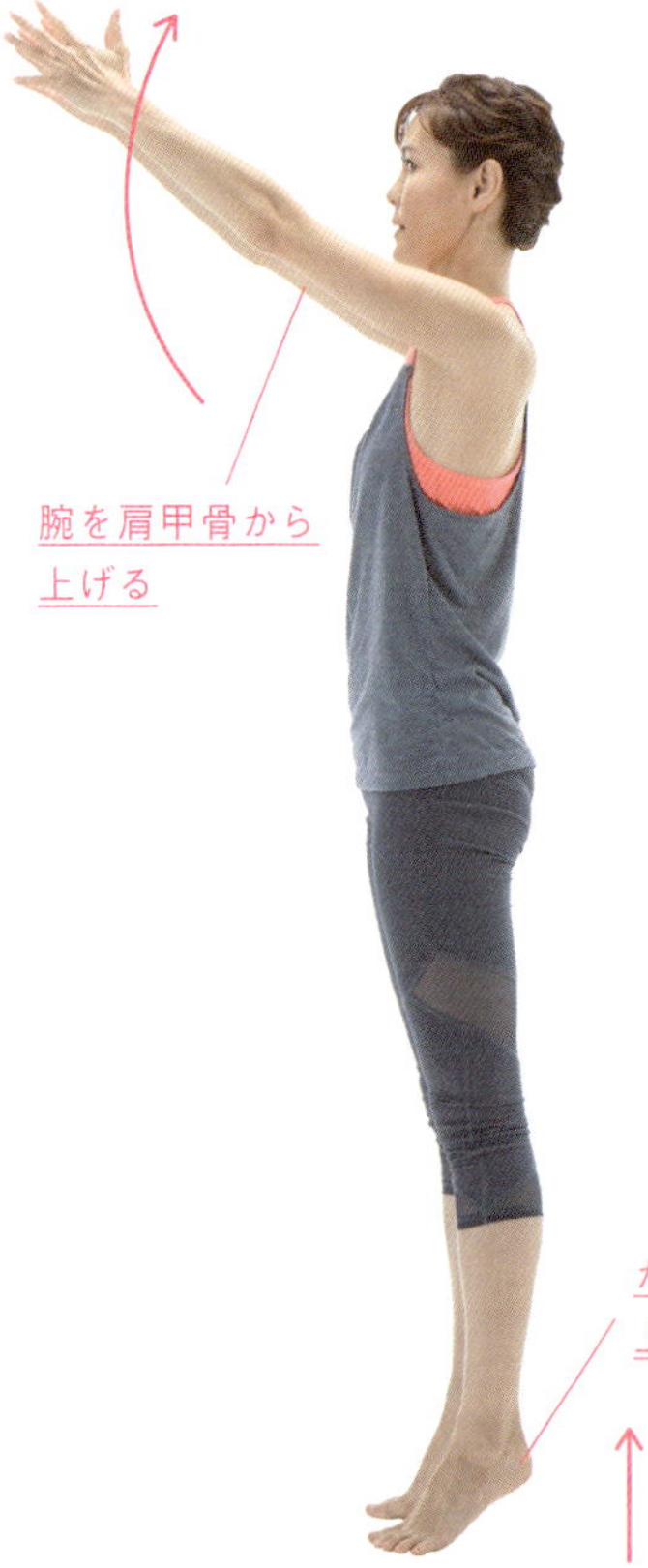
腕を肩甲骨から
上げる
かかとを
上げる

3

つま先立ちで両手と体全体をまっすぐ上に伸ばす

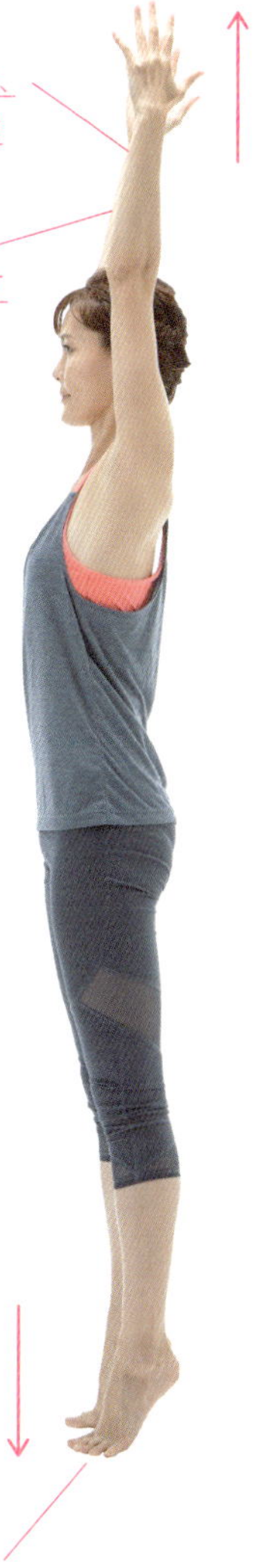
手のひらは
向かい合わせ、
両腕は耳の横
まっすぐ
上に伸ばす
両手に引っ張られるように
かかとを上げて足はつま先立ち

➡ 5秒キープ

3〜5回繰り返す

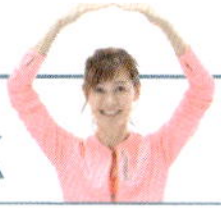

OK

きつい人はここまででOKです！

4

（余裕のある人は）そのままお尻を後方に引きひざと股関節を曲げる

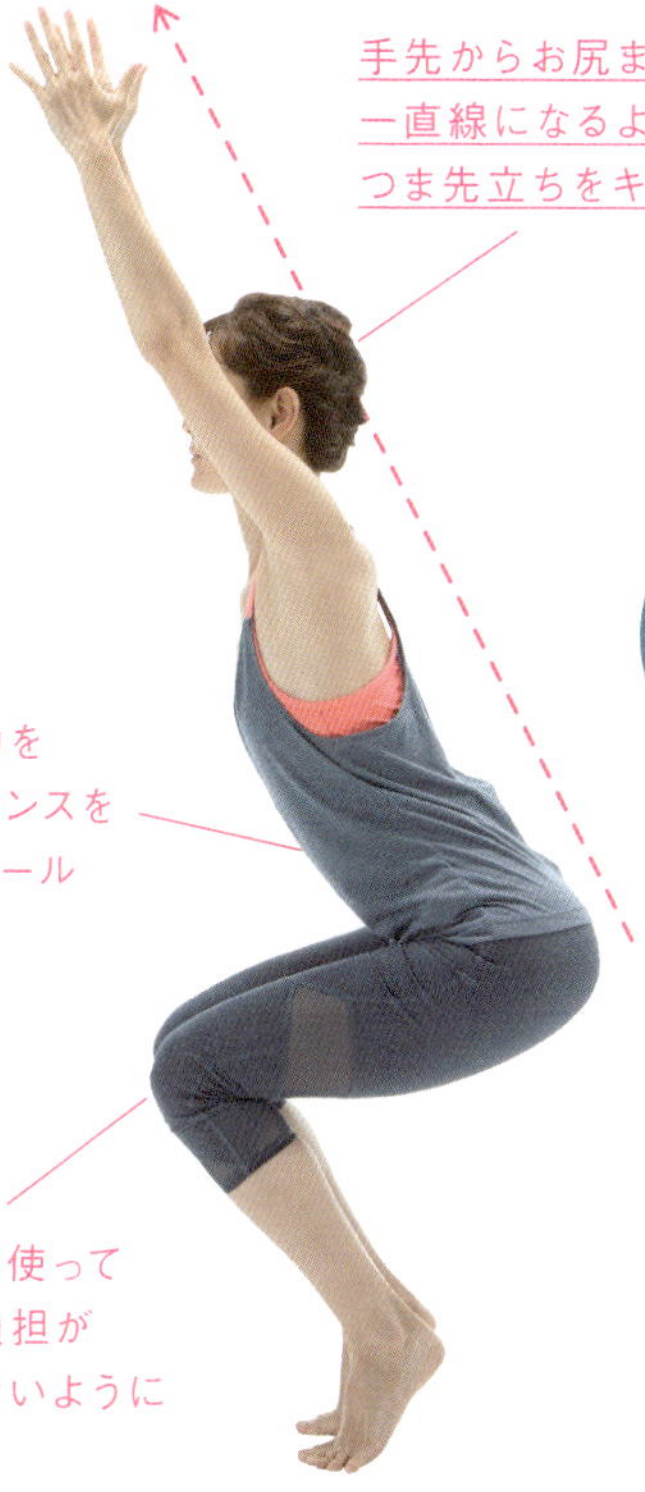
手先からお尻までが
一直線になるように
つま先立ちをキープ
お腹に力を
入れバランスを
コントロール
筋肉を
しっかり使って
ひざに負担が
かからないように

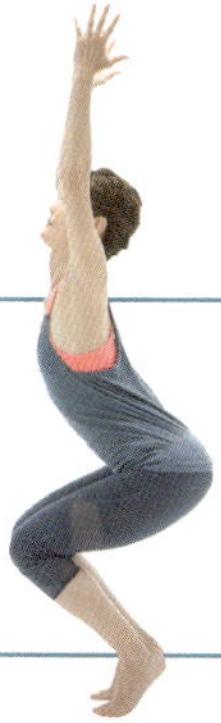

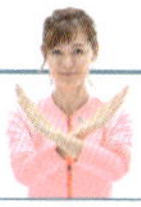

NG

背すじが反ってしまうと、腰を痛めるおそれがあるので注意しましょう。

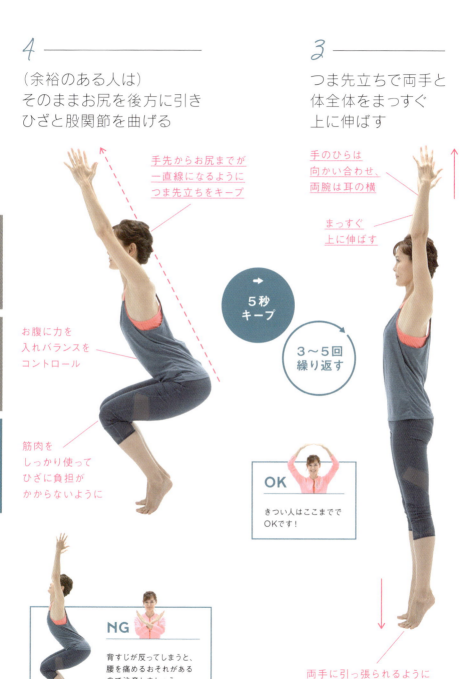

Menu 6

弱った骨

MENU 6

出産や加齢によって弱くなりやすい骨。丈夫に保つには、骨に刺激を与えることが大切です。特に日ごろから運動不足の人は、この運動で骨の強化を図りましょう。

効果

☑ 体重と重力の刺激で骨を強化

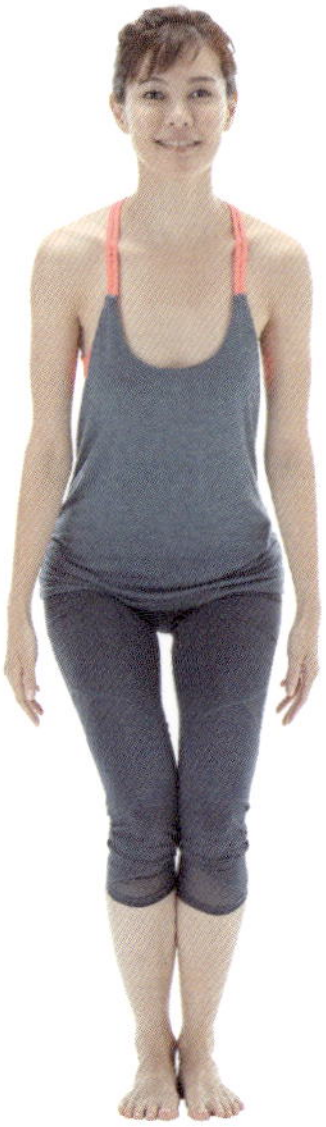

1

両足を揃え、
両ひざを曲げて
ジャンプの準備

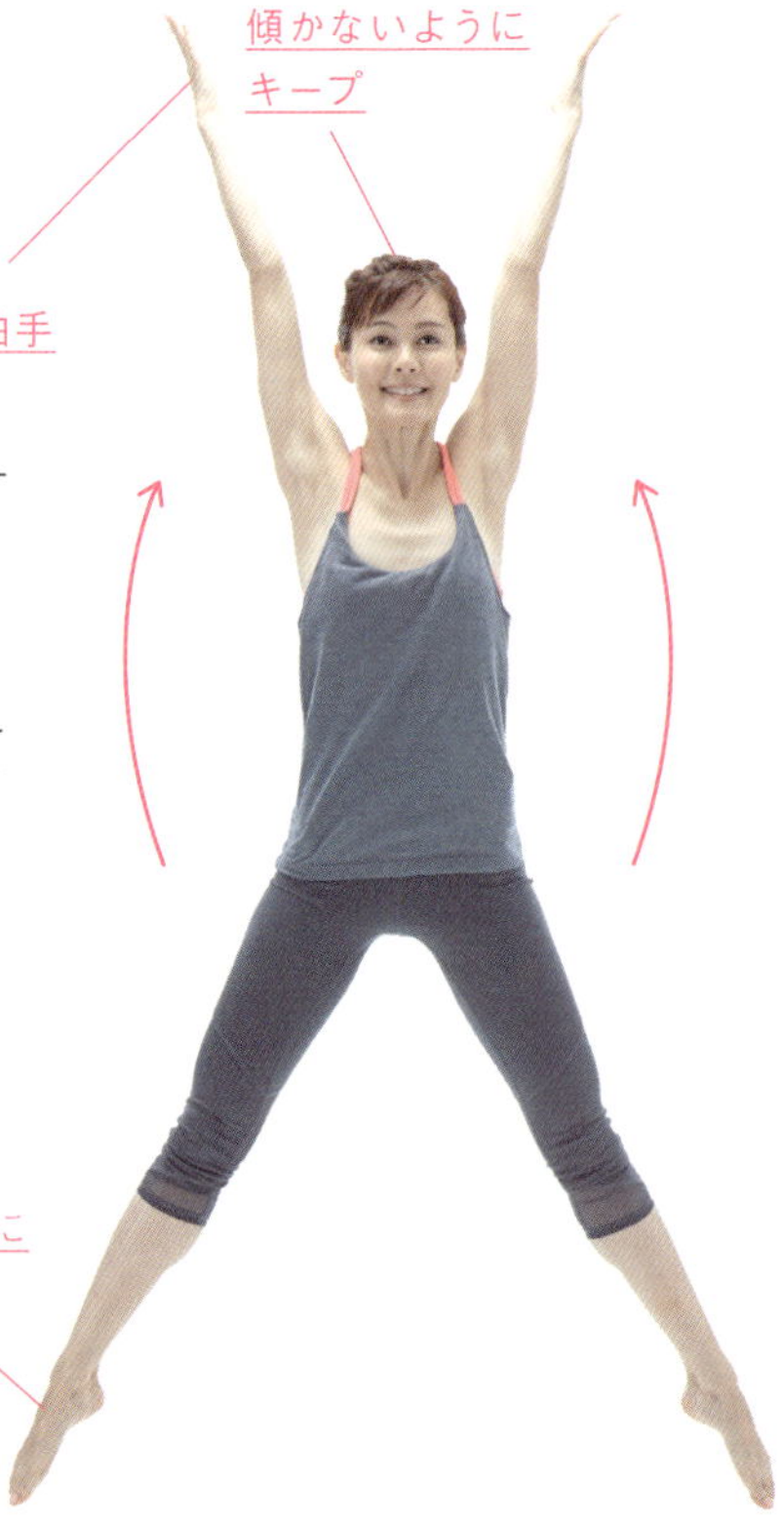

体の軸が
傾かないように
キープ

両手は
頭上で拍手

両足は大の字に

2

両手を
上げながら、
両足を開いて
その場で
ジャンプ

3

手のひらを
頭上で合わせ、両足を
開いたまま着地

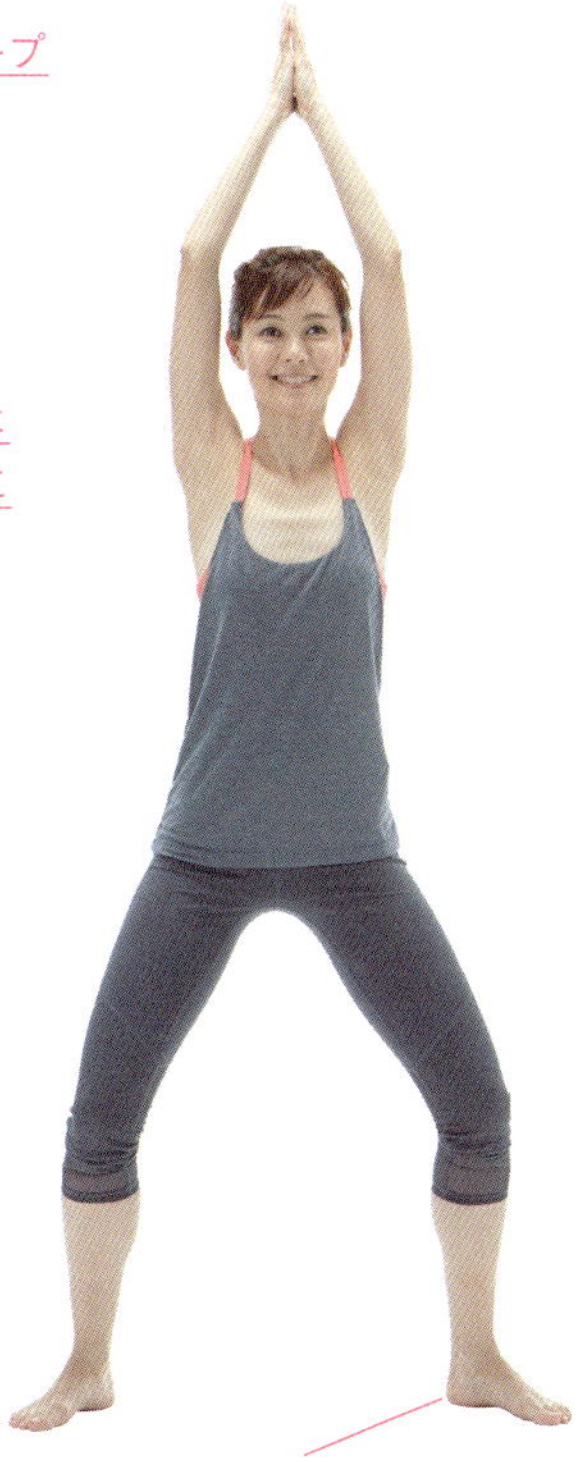

かかとまでつけて
しっかり着地

4

合わせた手を
下ろしながら
ジャンプする

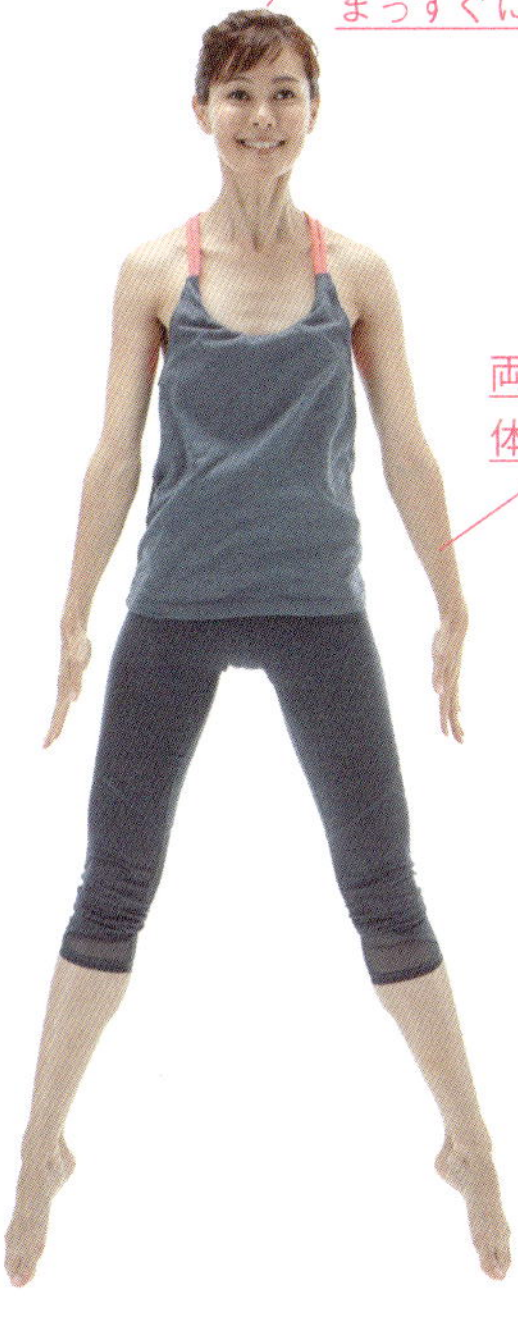

体の軸を
まっすぐにキープ

両手は
体側に

5

両足を閉じて
着地する

5～10回
繰り返す

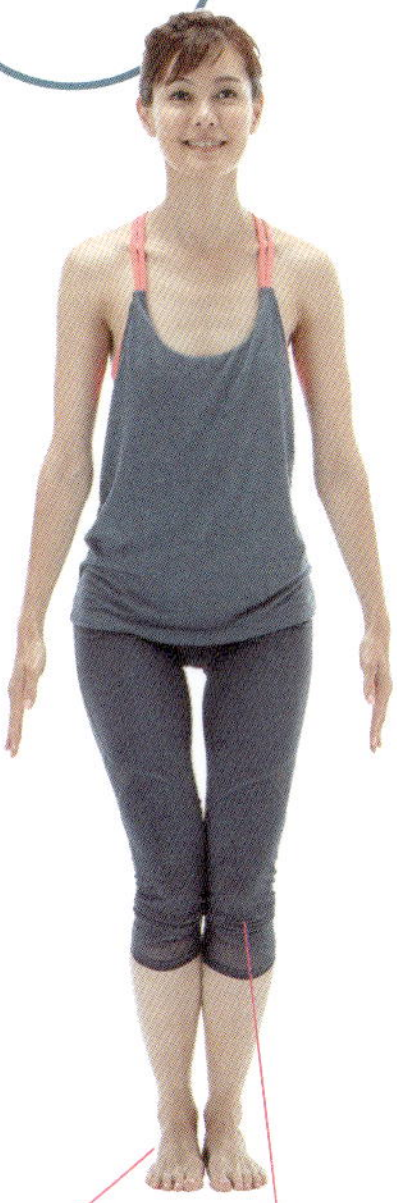

かかとまで
つけて
しっかり着地

足首とひざを曲げてひざに
負担をかけないように

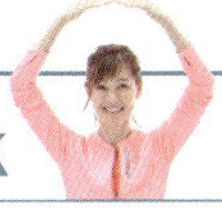

OK

両手は上下に、両足はグー・パーのように
開閉するので頭の体操にもGOOD！

Menu 7

MENU ⑦ お尻のたるみ

お尻は、重力に負けてたるみがち。このエクササイズでお尻を重力と反対の方向に押し上げることによって、筋肉を強化し、ヒップアップさせます。

効果

☑ ももの裏やお尻の筋肉を強化

1

あお向けに寝て、
両ひざを立てる

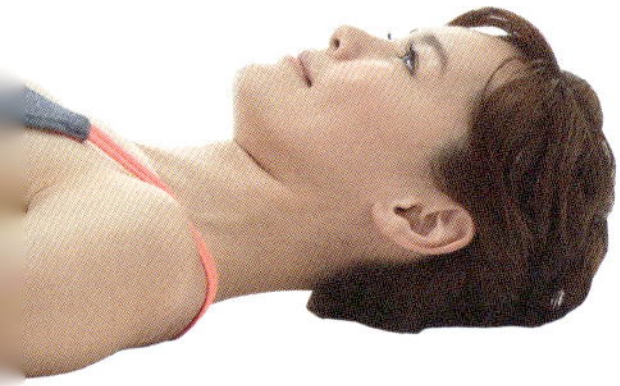

2

お尻を床から
持ち上げる

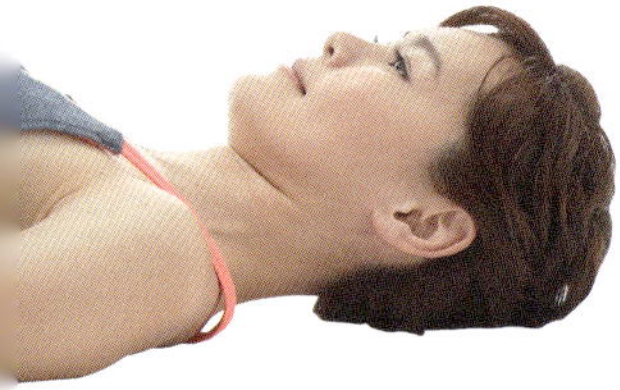

3

両手を組み床を
押してさらに
お尻を上げる

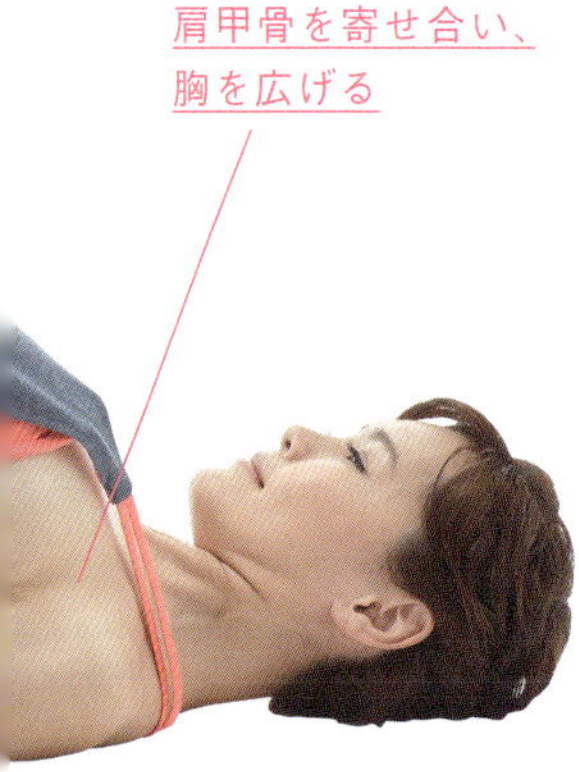
肩甲骨を寄せ合い、
胸を広げる

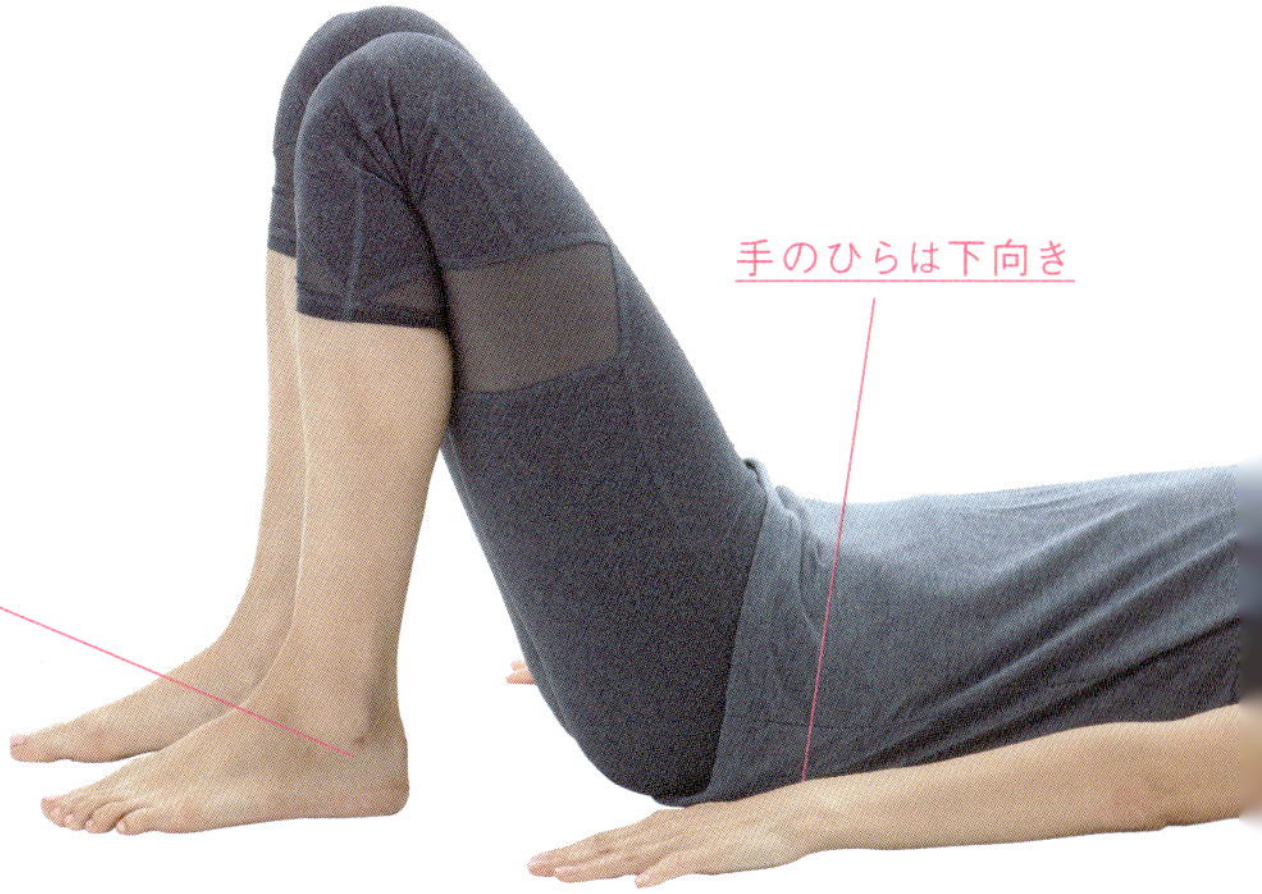
手のひらは下向き
両足は平行に、
ひざの下にかかとが
くるように

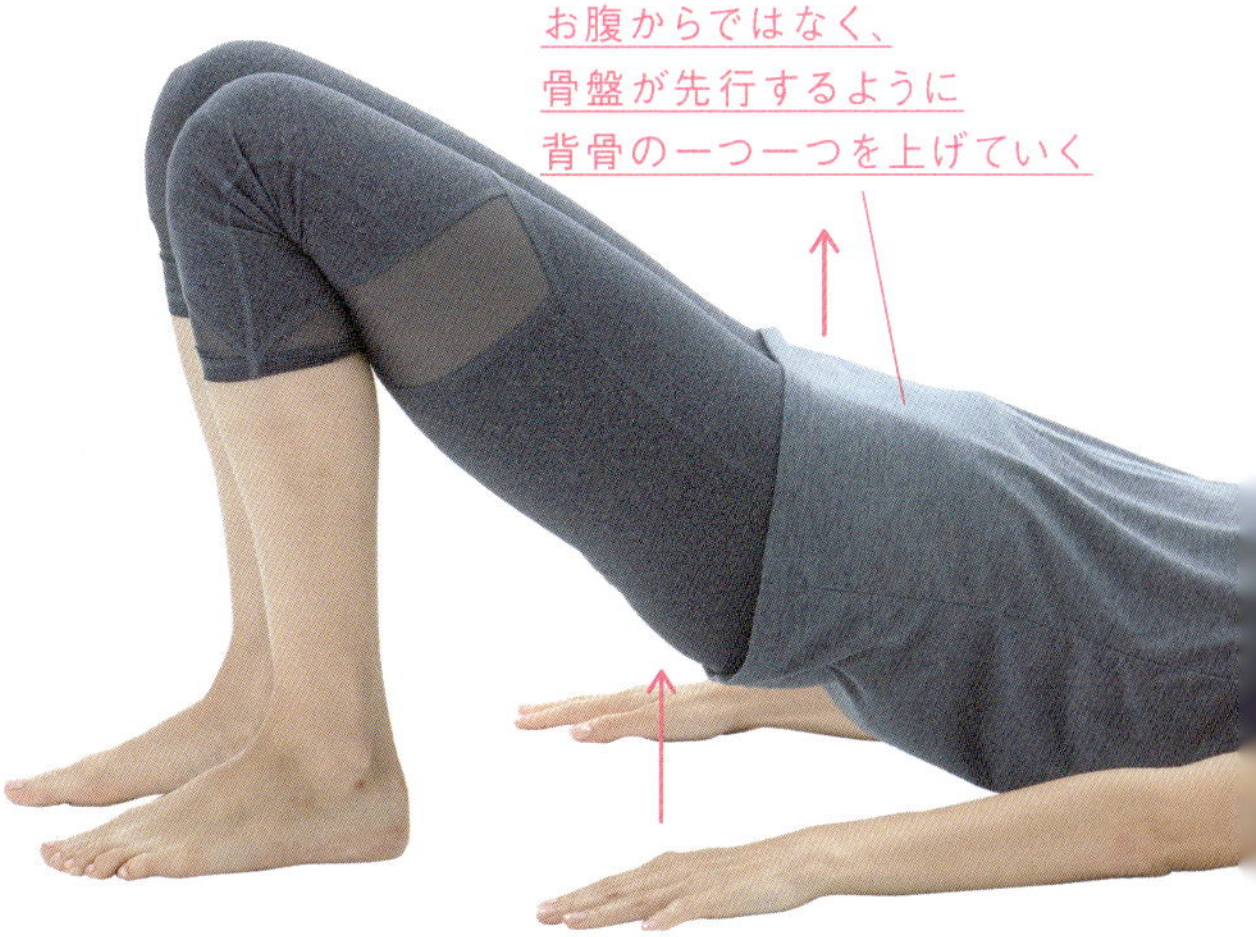
お腹からではなく、
骨盤が先行するように
背骨の一つ一つを上げていく

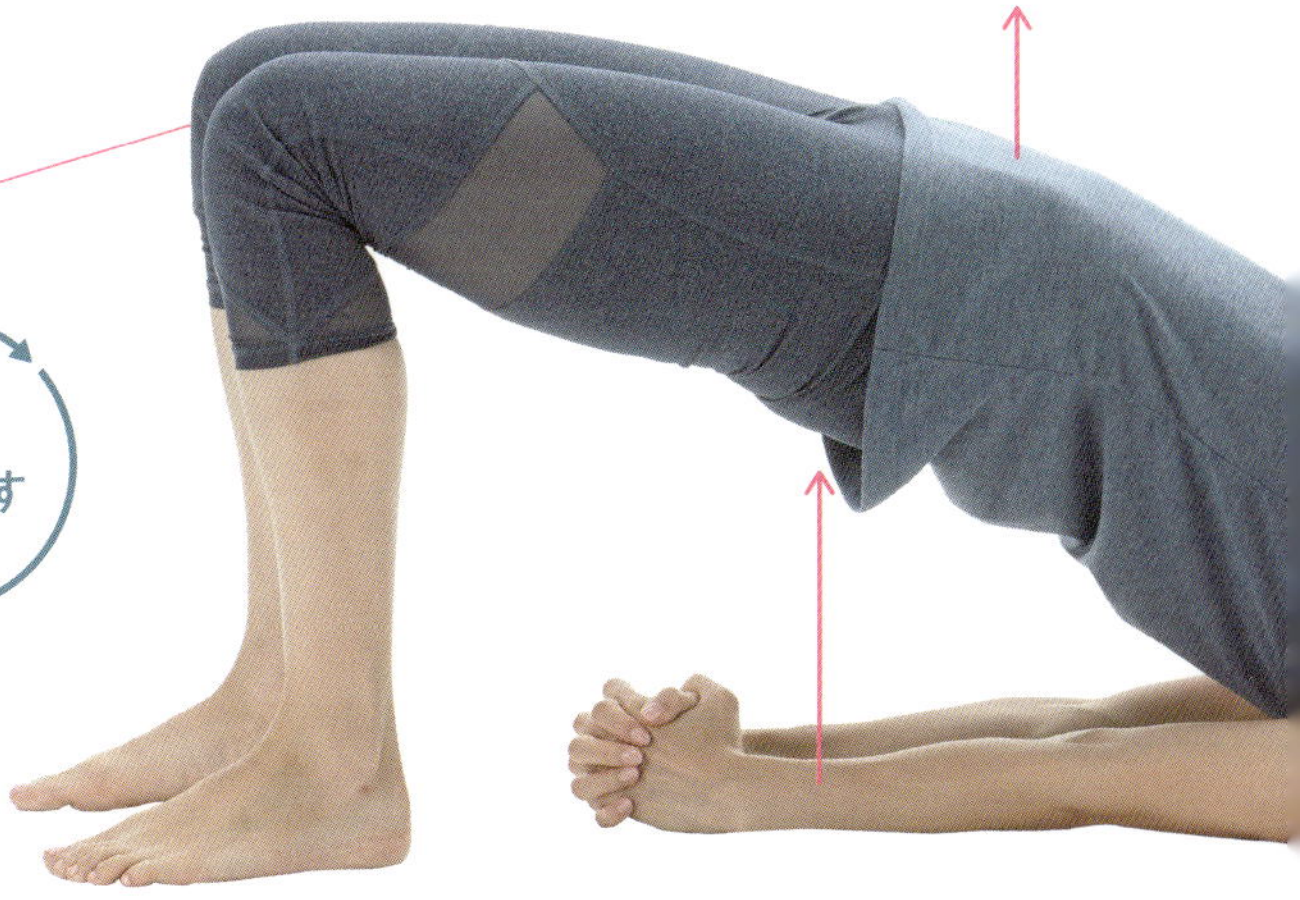
ひざは開かない

5～10秒
キープ

2回
繰り返す

Menu 8

便秘

MENU 8

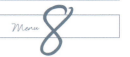

抱え込んだ太ももでお腹を適度に刺激し、排泄を助けます。股関節周りの血行がよくなるので、下半身のむくみにも有効です。最後は重力に委ねて、お腹を太ももにつけてキープ！

1

あお向けに寝て、
両ひざを立てる

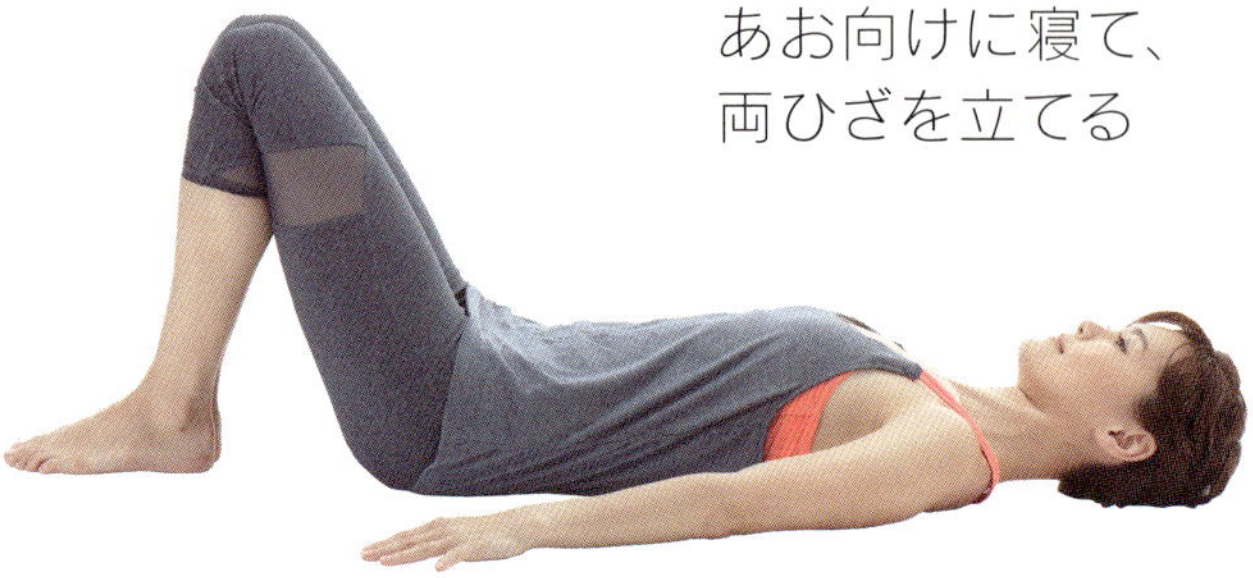

2

ひざを曲げ、
両足を上げる

お腹に力を入れて
腰に負担が
かからないように

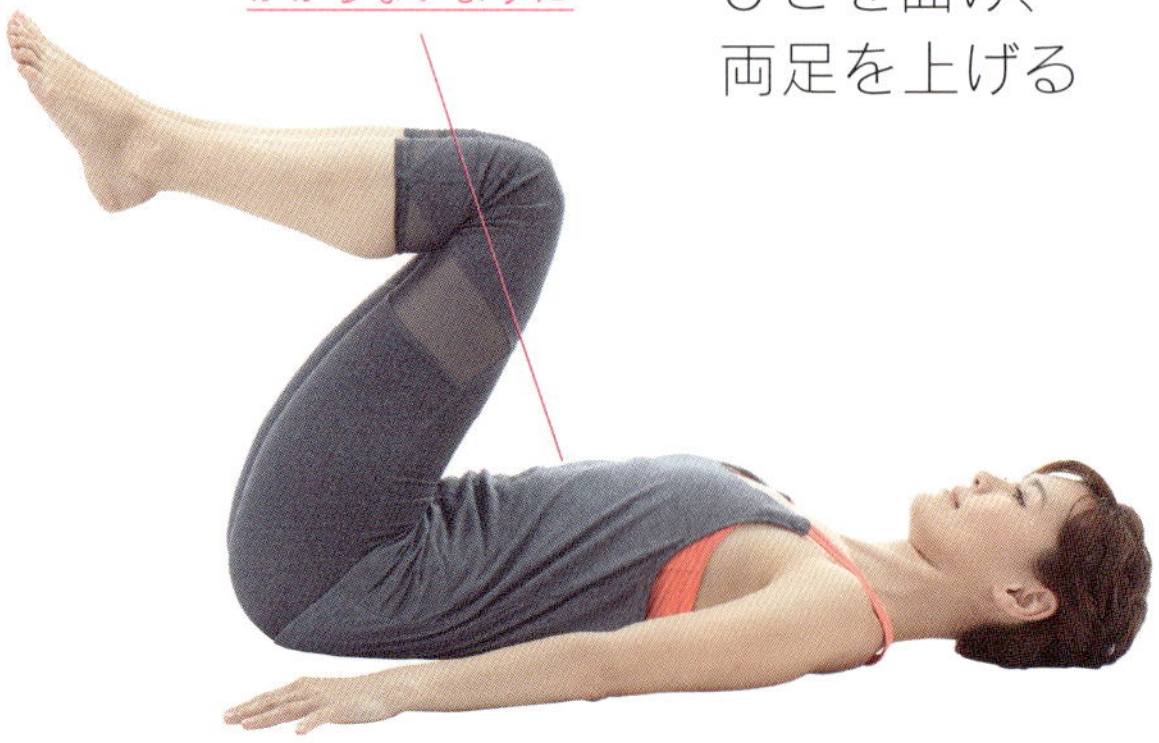

効果

- ☑ 大腸マッサージ
- ☑ 腹筋や腸腰筋を強化

3

両手で両ひざを
抱え、胸に
引き寄せる

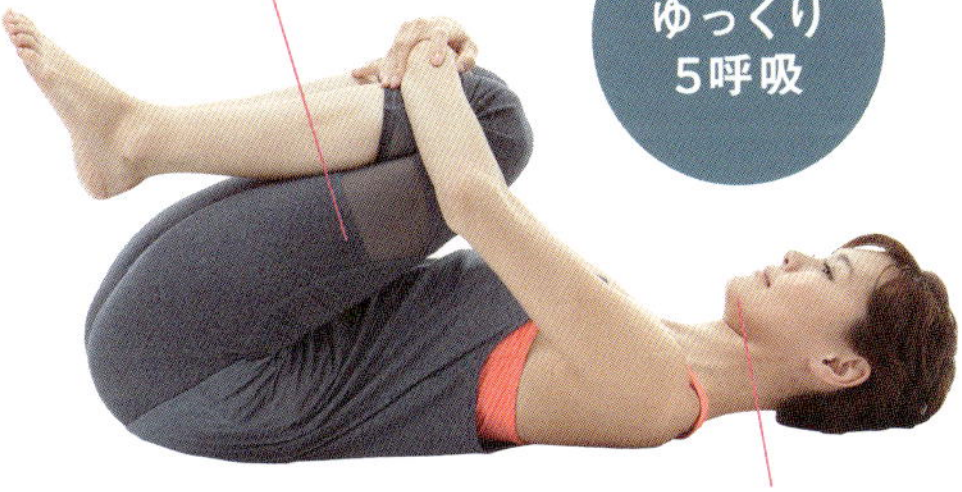
太ももで
お腹を圧迫
あごを引いて
背骨を床につける

→ ゆっくり
5呼吸

4

抱えていた
両手をひざから
離し床に下ろす

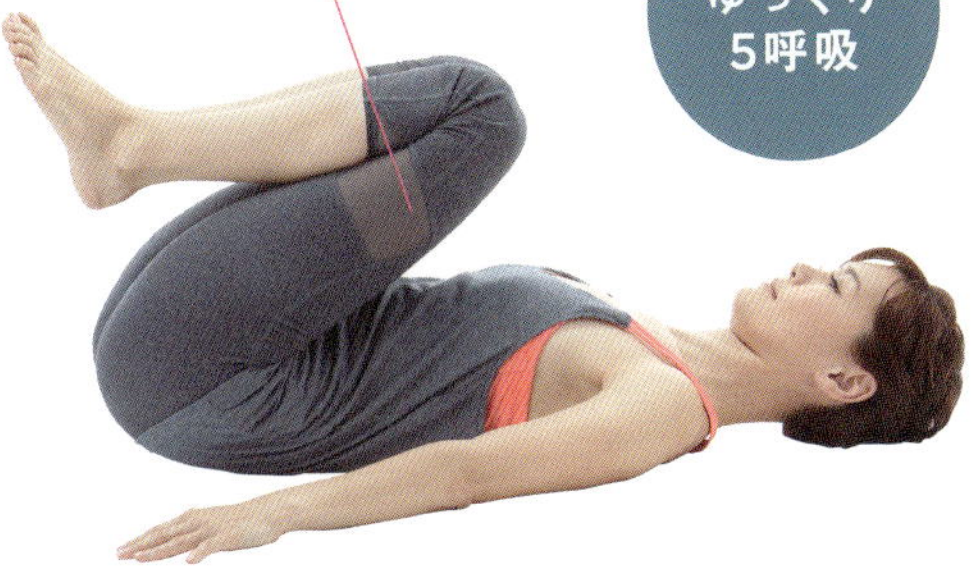
お腹、太もも、
股関節周りの筋力で
太ももを引き寄せ、
腹から離れないように

→ ゆっくり
5呼吸

2回
繰り返す

きつい人は

両ひざを開いても OK。
両手を使わずに太ももと
お腹を筋力で
しっかり引き寄せる。

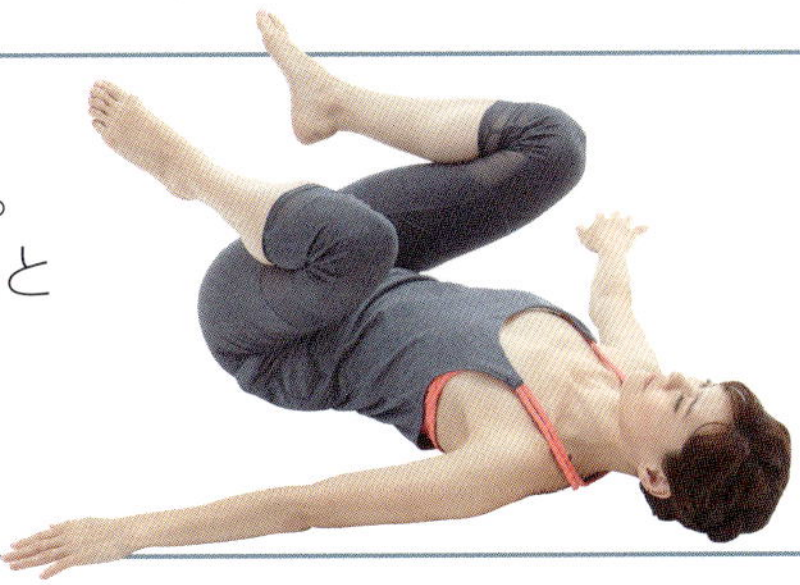

Menu 9

MENU 9 むくみ

「むくみ」「体のダルさ」にオススメのエクササイズ。
筋肉の緊張がほぐれると同時に、
血行が促進されます。重力に身を委ねて
ブルブルすれば、手足のむくみが緩和されます。
ストレス解消にも有効です。

効果

☑ 血液循環改善

1

あお向けに寝て
両手両足を上げる

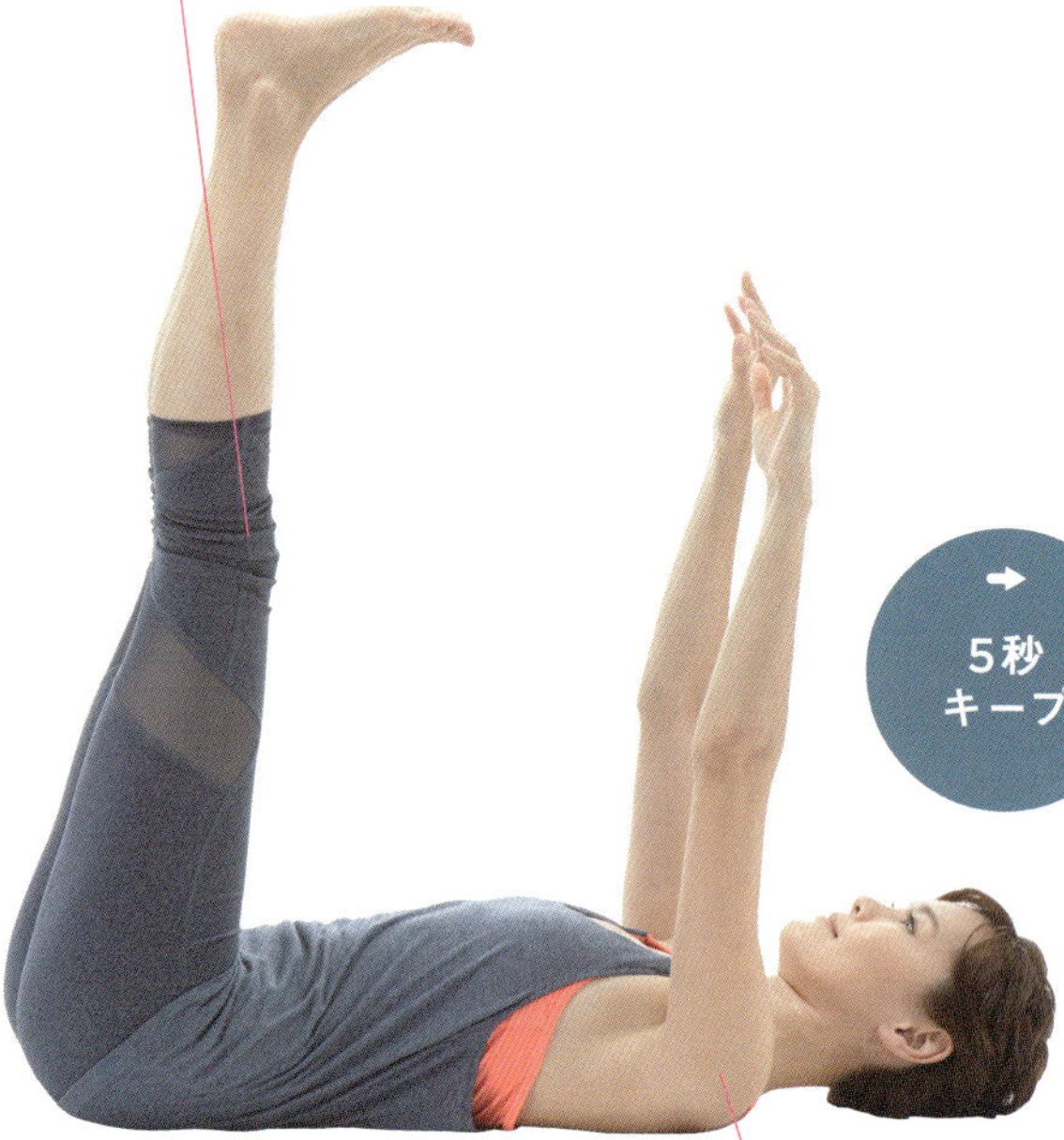

つらければ
ひざが
曲がってもOK

➡ 5秒キープ

肩の力を抜いて
リラックス

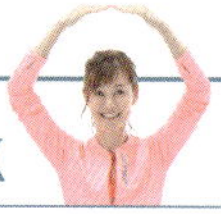

OK

ひざを伸ばすと足裏が
ほぐれてマッサージ効果も！

2

上げた手足を曲げ
伸ばしして、
小刻みに
ぶらぶら動かす

十分に緩むまで、
足首、ひざ、
股関節を動かす

15〜20秒
キープ

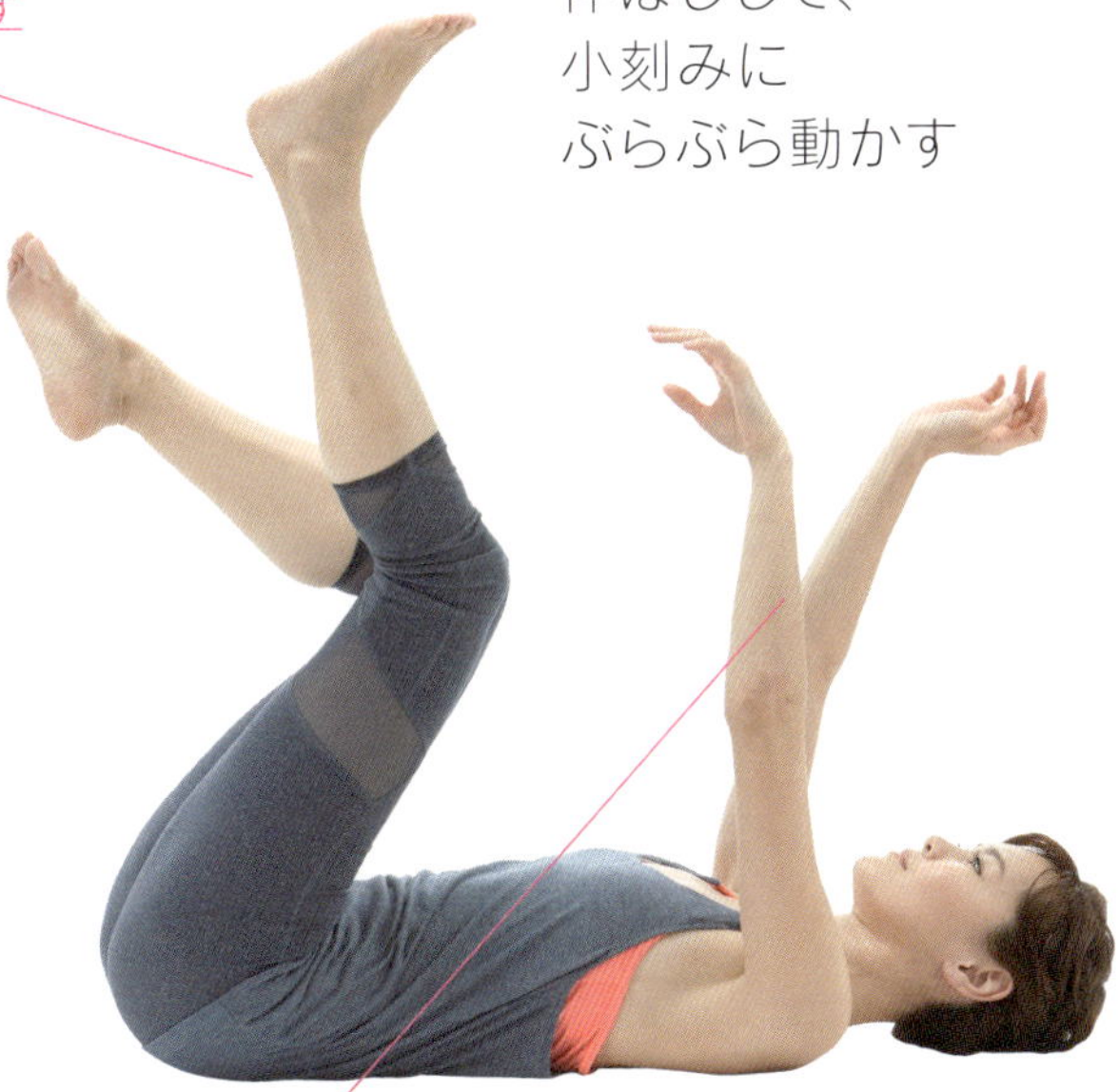

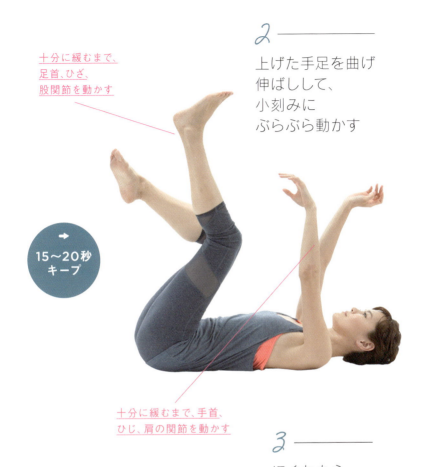

十分に緩むまで、手首、
ひじ、肩の関節を動かす

3

ほぐれたら、
かかとでお尻を
トントンたたく

疲れがたまり
かたくなった
お尻周りを
ほぐす

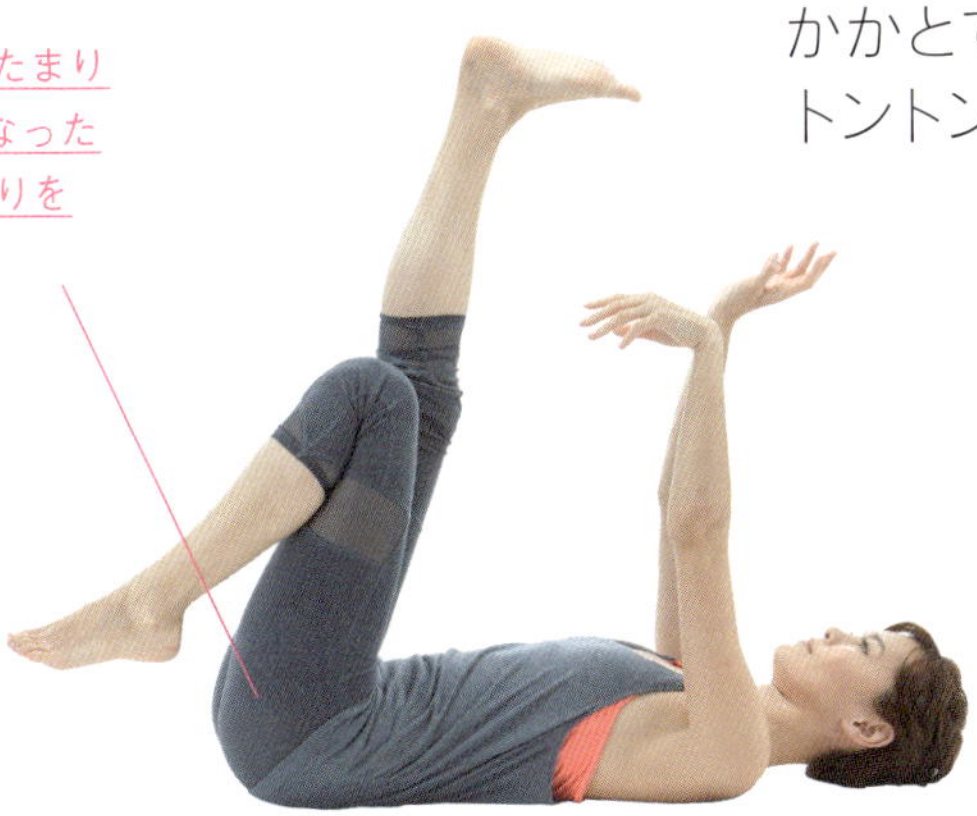

chapter.3

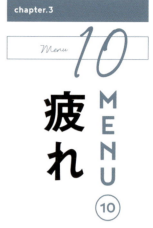

Menu 10

疲れ

MENU 10

緊張や神経が高ぶっていると、
交感神経が優位になり疲れがなかなかとれません。
そんなときは、ベッドの上でこのエクササイズを。
重力で縮こまった全身を大きく伸ばし、
心身の緊張が取れると、体が本来の位置に戻って
床にスッと下り、良質な眠りに誘われ疲れもスッキリ。

効果

- ☑ リラクゼーション
- ☑ 全身ストレッチ

右手を上に向かって伸ばす

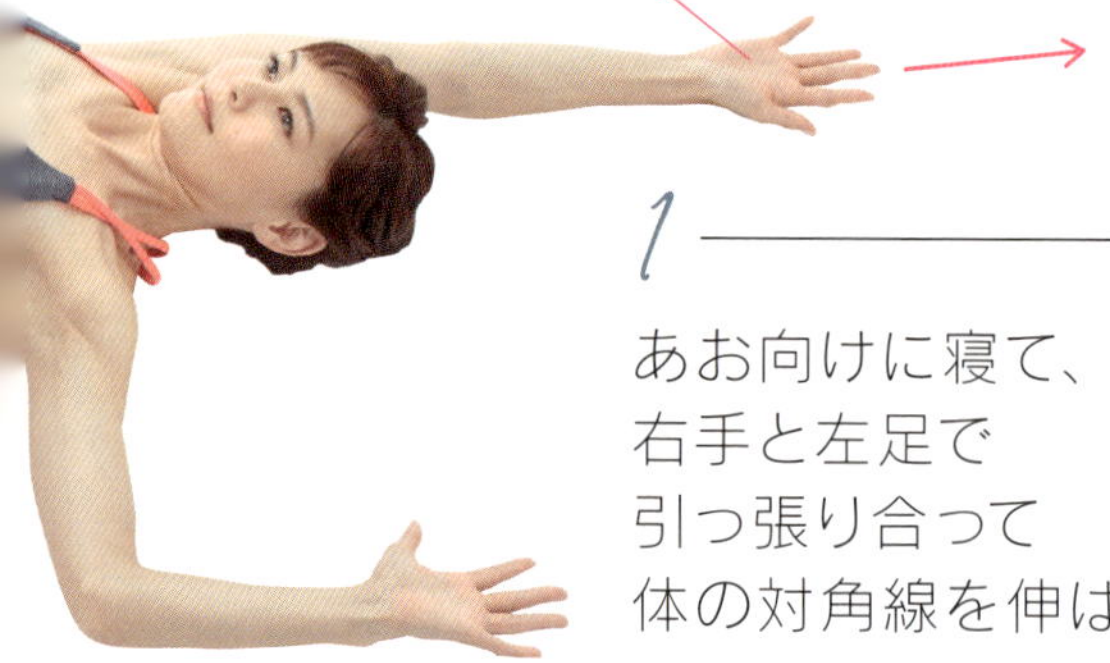

1

あお向けに寝て、
右手と左足で
引っ張り合って
体の対角線を伸ばす

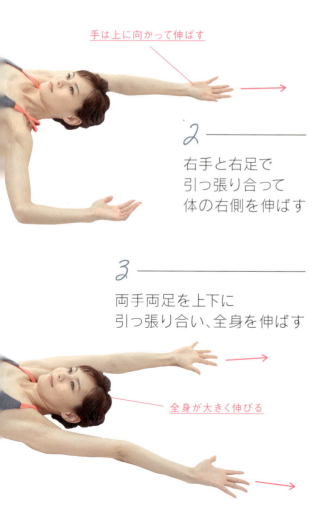

手は上に向かって伸ばす

2

右手と右足で
引っ張り合って
体の右側を伸ばす

3

両手両足を上下に
引っ張り合い、全身を伸ばす

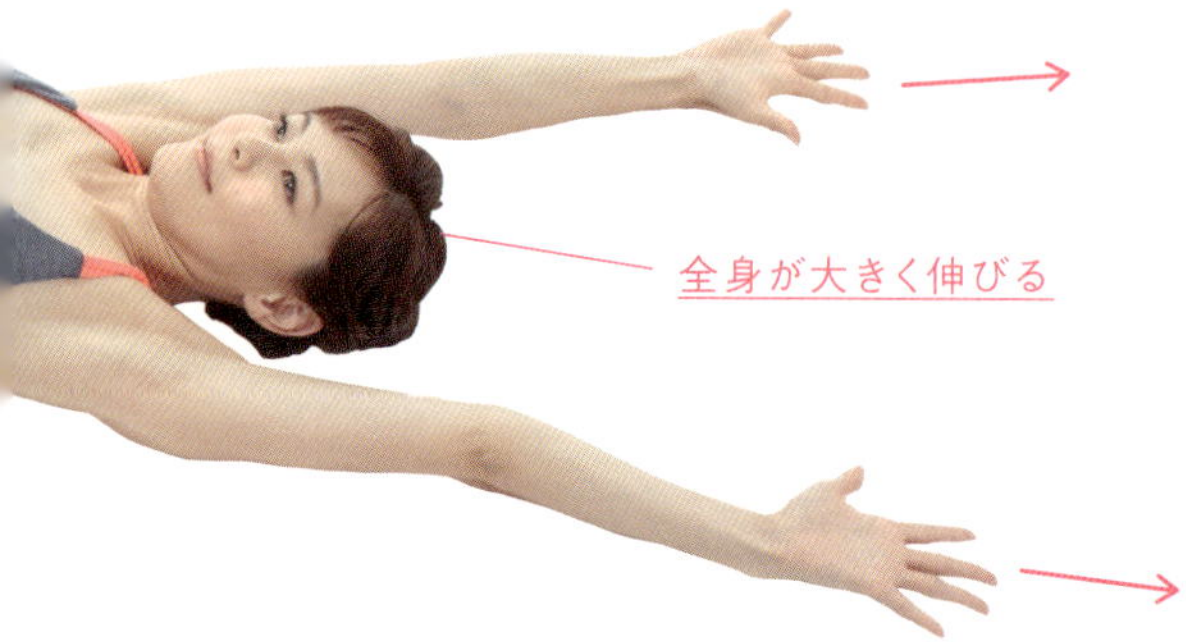

全身が大きく伸びる

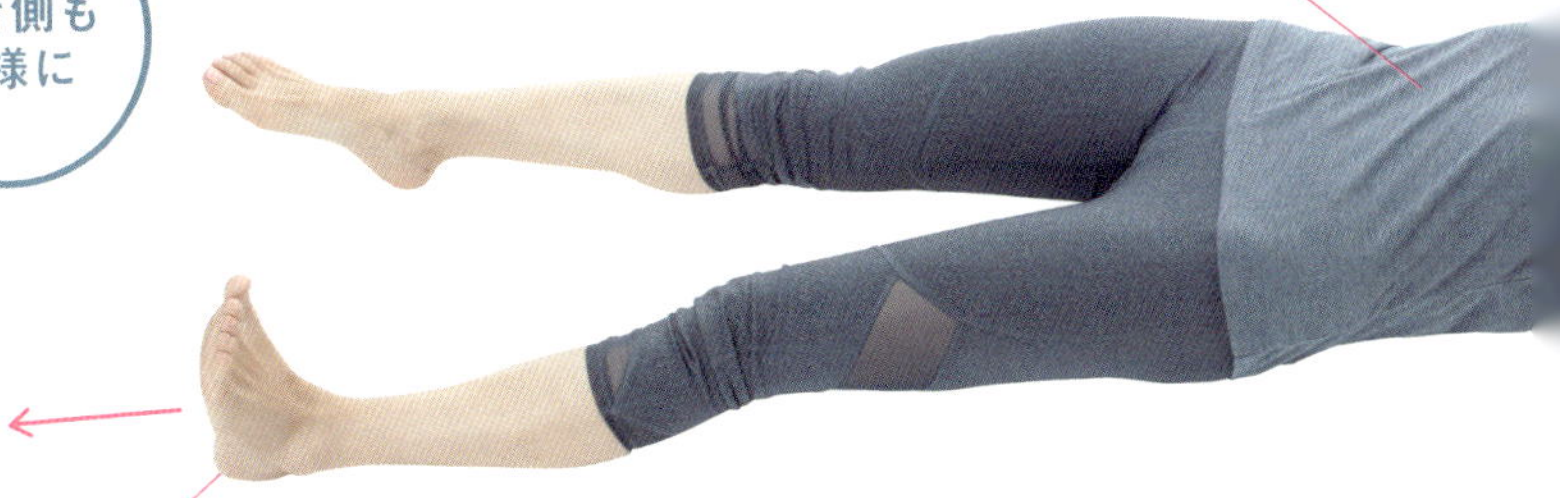

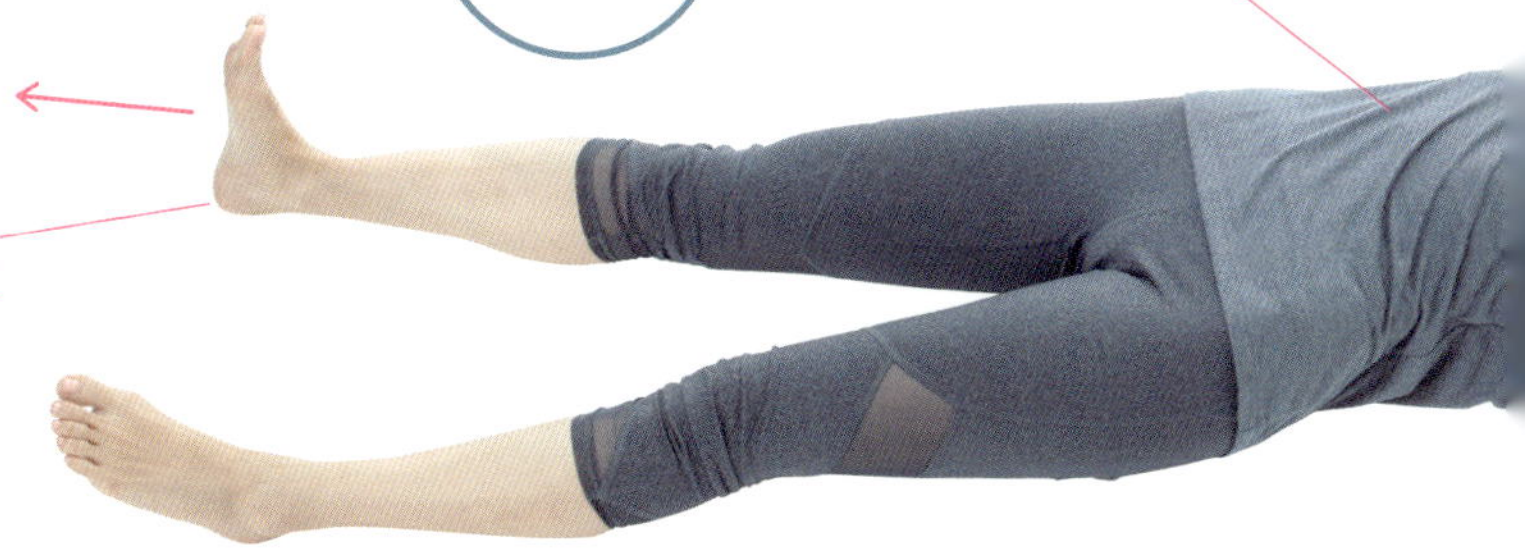

OK

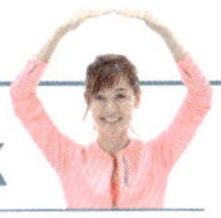

気持ちよく体を
伸ばしてくださいね！

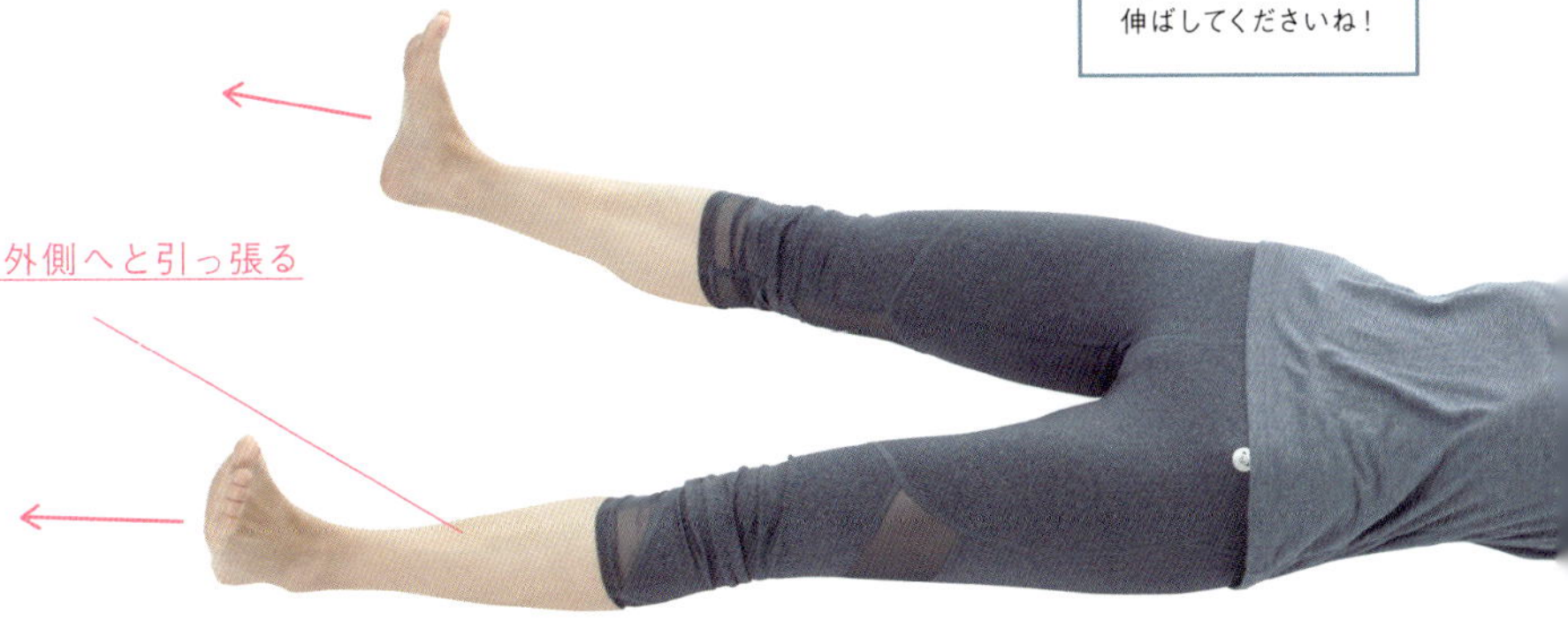

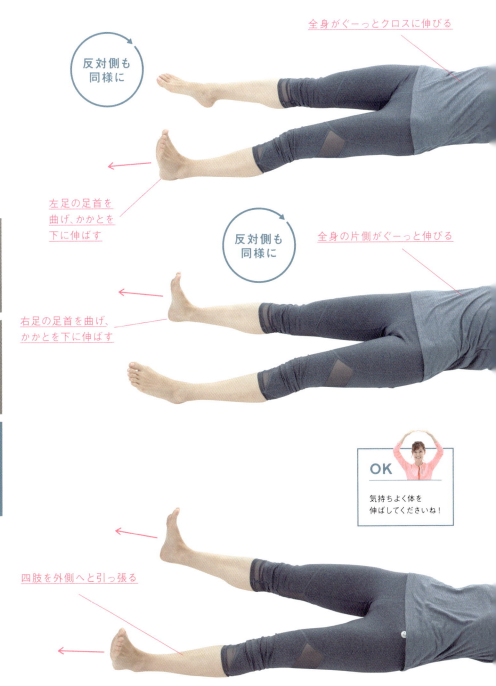

おわりに

「さかだちエクササイズ」を実際にやってみて、いかがでしたか？

体をさかさにすることでふだんは意識しない重力を感じたり、いつもと違う感覚に身を置く中で、自分自身と向き合う感触を得た方もいらっしゃるかもしれません。

「さかだち」と聞くと難しそうですが、体を一度にさかさにしなくても、体の部位を一つずつさかさにしていけば、重力による悪影響を解放することができます。

このエクササイズを行うと、下がりがちな体も心も、徐々に上向きになり、自然と心身が整っていきます。

また、日常生活で積み重なっていく左右のアンバランスや、体の緊張などがリセットされます。

それにより、たった3分で〝姿勢の崩れ〟〝下がり不調〟〝心の過緊張〟などの悪循環を断つことができるのです。さかさの魔法を体感していただければ幸いです。

もう一つ大切にしていたことがあります。エクササイズを行う皆さんの安全です。エクササイズは無理なくできるものを慎重に選定し、さらに難易度を下げたものも用意しました。

また、監修を整形外科医の井上留美子先生にお引き受けいただきました。ケガを防ぐという観点も含めた的確なご意見は、すべて本書に反映しております。

ぜひ、このエクササイズを、無理なく、楽しく、ライフスタイルに取り入れてみてくださいね。

皆さんが一生をともにする体と心が、より健やかになりますように。5年後、10年後…さらにその先も豊かな人生が送れますように。

この本に携わっていただいた、すべての方々へ感謝申し上げます。

最後までお読みいただき、ありがとうございました。

三和由香利

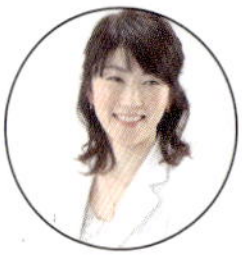

監修

井上留美子

Rumiko Inoue

松浦整形外科院長、聖マリアンナ医科大学スポーツ医学講座研究員。二児の母。1971年東京生まれ、東京育ち。聖マリアンナ医科大学卒業・研修。整形外科学教室入局。長男出産をきっかけに父のクリニックの院長となる。日本整形外科学会整形外科認定医、リハビリ認定医、リウマチ認定医、スポーツ認定医。予防医学としてのヨガに着目しつつも、ヨガのケガによって整形外科を受診する人が絶えないことから、ヨガインストラクターを対象に整形外科理論を教えている。また、シニア向けの「整形外科ヨガ」をヨガインストラクターの西川尚美氏と共同開発し、自身のクリニックや首都圏の整形外科にてクラスを開いている。

イヤ〜な「ダルさ」「疲れ」を3分で解消！
さかだちエクササイズ

2019年2月15日　第1刷発行

著者	三和由香利
監修	井上留美子
発行者	土井尚道
発行	株式会社　飛鳥新社 〒101-0003 東京都千代田区一ツ橋2-4-3 光文恒産ビル 電話（営業）03-3263-7770（編集）03-3263-7773 http://www.asukashinsha.co.jp

アートディレクション	江原レン（マッシュルームデザイン）
デザイン	時川佳久（マッシュルームデザイン）
ヘアメイク	西山舞
写真	高山浩数
イラスト	安久津みどり
編集協力	江口知子

印刷・製本	中央精版印刷株式会社

落丁・乱丁の場合は送料当方負担でお取り替えいたします。
小社営業部宛にお送りください。

ISBN978-4-86410-665-8

編集担当 小林徹也